助产操作
实训教程

主编◎陈升平

中国健康传媒集团
中国医药科技出版社

图书在版编目（CIP）数据

助产操作实训教程 / 陈升平主编 . — 北京：中国医药
科技出版社，2023.2

ISBN 978-7-5214-3483-5

Ⅰ . ①助… Ⅱ . ①陈… Ⅲ . ①助产学—教
材 Ⅳ . ① R717

中国版本图书馆 CIP 数据核字（2022）第 203349 号

美术编辑 陈君杞
版式设计 也 在

出版 **中国健康传媒集团** | 中国医药科技出版社
地址 北京市海淀区文慧园北路甲 22 号
邮编 100082
电话 发行：010-62227427 邮购：010-62236938
网址 www.cmstp.com
规格 889 × 1194mm $^1/_{32}$
印张 10
字数 205 千字
版次 2023 年 2 月第 1 版
印次 2023 年 2 月第 1 次印刷
印刷 北京市密东印刷有限公司
经销 全国各地新华书店
书号 ISBN 978-7-5214-3483-5
定价 48.00 元

获取新书信息、投稿、为图书纠错，请扫码联系我们。

内容提要

　　对产科医生来说，基础知识和临床实操非常重要。本书是根据助产专业人员的培养目标和产科医生工作岗位应具备的能力而编写的参考书籍。

　　本书不但在结构布局、内容选取、设计等方面围绕产科助产工作实际，还配有视频课件，将理论和实操非常好地结合起来，适应以产科专业人员为中心的成长型教学需要，希望成为助产专业人员的好帮手。本书适用于各级产科医师、助产士及产科护士阅读参考。

编委会

前　言

助产技术是妇产科学的核心技术之一，如何加强助产技术、提升助产功能，是所有产科医生思考的问题。

助产技术包括很多项，本书主要介绍临床常用技术，如会阴技术（神经阻滞麻醉、切开及缝合术、裂伤修复术），臀位助产技术，胎儿宫内窘迫助产技术（产钳助娩术、胎头吸引术），剖宫产术（异常胎位、胎盘位置异常），产后出血的止血手术（宫腔纱条填塞术、宫腔球囊填塞术、子宫压迫缝合术、子宫动脉上行支结扎术）等操作和新生儿窒息复苏术抢救技术。此外还介绍了多学科协助处理异常妊娠、异常分娩及分娩期并发症。

本书严格按照全国高等医学院校《妇产科学》教学要求编写；对助产技术进行详细阐述并附有视频操作，直观教学；旨在提升不同级别产科医生的手术技能。

通过阅读本书，希望能对读者助产技术的性质、知识的框架、专业的技能有所提升。

由于编写时间和编者水平有限，难免存有瑕疵，望大家批评指正。

编者

2022 年 8 月

目　录

第一章 会阴技术

第一节 基础知识

会阴有广义与狭义之分。广义的会阴指封闭骨盆出口的所有软组织，即骨盆底，前为耻骨联合下缘，后为尾骨尖，两侧为耻骨下支、坐骨支、坐骨结节和骶结节韧带。是一个复杂的三维解剖结构，由多层肌肉和筋膜组成，其主要作用包括：封闭骨盆出口；承托盆腔脏器的正常位置；协助控制排尿、阴道收缩及排便等生理活动。

狭义会阴指阴道口与肛门之间的楔形软组织，厚 3~4cm，又称会阴体，由外向内逐渐变窄呈楔状，表面为皮肤及皮下脂肪，向内为筋膜、部分肛提肌和会阴中心腱，妊娠期会阴组织变软，有利于分娩。

分娩过程中，受胎先露压迫支撑，阴道皱襞伸展、变薄、变长，阴道由原来的闭合管道极度扩张；同时肛提肌向下、向外扩展、肌纤维伸长并与肌束分离，会阴体厚度逐渐由原来的 5cm 变为数毫米。会阴阴道极度变薄扩展，便于胎儿通过阴道及阴道口娩出。因此，会阴与阴道是分娩最易受损部位，分娩时要保护此区，以免造成会阴裂伤。

一、会阴的解剖

骨盆底由两侧坐骨结节前缘的连线分为前后两个三角区：前三角区为尿生殖三角，向后下倾斜，有尿道和阴道经过；后三角区为肛门三角，向前下倾斜，有肛管经过。若盆底组织结构和功能发生缺陷，可导致盆腔脏器膨出、脱垂或引起分娩障碍。骨盆底由外向内可分为浅层、中层和深层三部分结构。

（一）浅层

浅层位于外生殖器、会阴皮肤和皮下组织深面，由会阴浅筋膜及其深部的 3 对肌肉和肛门外括约肌组成（图 1–1）。此层肌肉的肌腱汇合于阴道外口和肛门之间，形成中心腱。

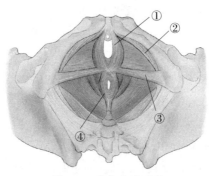

图 1–1　盆底浅层肌群

①球海绵体肌；②坐骨海绵体肌；③会阴浅横肌；④肛门外括约肌

（1）球海绵体肌位于阴道两侧，覆盖前庭球及前庭大腺的表面，向后与肛门外括约肌互相交叉而混合。此肌收缩时能紧缩阴道，又称阴道括约肌。

（2）坐骨海绵体肌始于坐骨结节内侧，沿坐骨升支内侧与耻骨降支向上前行。最终集合于阴蒂海绵体（阴蒂脚处）。

（3）会阴浅横肌自两侧坐骨结节内侧面中线会合于中心腱。此肌肉相对薄弱，具有固定会阴中心腱的作用。

（4）肛门外括约肌为围绕肛门的环形骨骼肌，按其位置可分为皮下部、浅部和深部。皮下部位于肛门的皮下，是表浅环形肌束；浅部位于皮下部的深面，为椭圆形肌肉，其前后方分别附着于会阴中心腱和尾骨尖；深部位于浅部的上方，为较厚的翼状肌肉。深部和浅部与直肠纵行肌、肛门内括约肌和部分肛提肌共同围绕肛管增厚形成肌环，称为肛门直肠环，对肛管起着重要的括约作用。该肌环通常处于收缩状态，在排便时松弛。当重度损伤（如撕裂等）时，可导致大便失禁。

行会阴侧切术时，剪开的组织为舟状窝、处女膜、阴道黏膜、阴道皮下组织及皮肤，切断的肌肉有球海绵体肌、会阴浅横肌、会阴深横肌，过深过大的侧切口还会损伤部分肛提肌。因此在缝合会阴侧切口时，应对上述部分肌肉尽可能地对齐缝合，以免影响盆底功能。

（二）中层

中层为泌尿生殖膈。由上下两层坚韧的筋膜及其间的一对会阴深横肌及尿道括约肌组成，覆盖于由耻骨弓、两侧坐骨结节形成的骨盆出口前部三角形平面上，故又称三角韧带。其上有尿道和阴道穿过。在两层筋膜间有尿道周围括约肌穿过。

（1）会阴深横肌自坐骨结节的内侧面伸展至中心腱处。

（2）尿道括约肌环绕尿道膜部和阴道，为随意肌，控制排尿。其肌纤维损伤可导致尿失禁的发生。

（三）深层

深层即盆膈，为骨盆底最内面最坚韧层，由肛提肌及其内、外面各覆盖一层筋膜组成。有尿道、阴道及直肠贯通，对承托盆腔脏器起重要作用。

肛提肌是位于骨盆底的成对扁平肌，向下、向内汇合而成，其形态呈漏斗状。在静息状态下，肌肉保持紧张状态，收缩肛提肌裂孔，起到承托盆腔脏器的作用。在骨盆底肌肉中，肛提肌起最重要的支持作用。又因肌纤维在阴道和直肠周围交织，有加强肛门和阴道括约肌的作用。

每侧肛提肌由前内向后外的 3 部分组成，具体如下（图 1-2）。

（1）耻尾肌：为肛提肌主要部分，位于最内侧，肌纤维从耻骨降支内面沿阴道、直肠向后，终止于尾骨，其中有小部分肌纤维终止于阴道和直肠周围，经产妇的此层组织易受损伤而导致膀胱、直肠膨出。

（2）髂尾肌：为居上外侧部分，从腱弓（即闭孔内肌表面筋膜的增厚部分）后部开始，向中间及向后走行，与耻尾肌会合，再经肛门两侧至尾骨。

（3）坐尾肌（坐骨尾骨肌）：位于肛提肌的后方，

贴附在骶棘韧带表面，它起自坐骨棘，呈扇形止于骶、尾骨的两侧，参与构成盆底和承托盆腔器官。

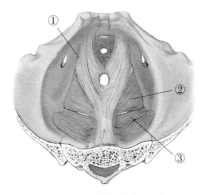

图 1-2　盆底深层肌群

①耻尾肌；②髂尾肌；③坐尾肌

在阴道分娩过程中，由于胎头下降及腹压增加，会对盆底肌肉及筋膜在过度拉伸的基础上造成机械性损伤，导致盆底肌弹力强度下降，使其对盆腔器官支撑薄弱；分娩时肛提肌中部的耻尾肌经受最大程度的扩张，并与胎头的直径成比例，是最易受损的盆底肌。难产会不同程度地损伤会阴神经、肛提肌及盆内筋膜等盆腔支持组织，导致生殖道脱垂、压力性尿失禁和大便失禁，且随着阴道分娩次数的增加而加重，因此经产妇存在不同程度的生殖道脱垂。此外，第二产程延长，巨大儿，器械助产如胎吸、产钳使用不当，粗暴、强制性地剥离胎盘等，均能对盆底组织造成伤害，发生会阴裂伤或伸展，致盆腔内筋膜和肛提肌撕裂，盆底组织被削弱或缺损，尿生殖裂孔变宽而敞开，在过高的腹压下，可将子宫推向阴道而发生子宫脱垂。当然，急产时的产力过强，盆底软组织不能及时充分扩张，也可造成盆底损伤。

二、会阴的神经

会阴的神经主要有阴部神经及其分支分布，分娩过程中行会阴侧切术时，主要是对该神经作阻滞麻醉。阴部神经主要支配外阴及会阴部，由第Ⅱ、Ⅲ及Ⅳ骶神经的分支组成，其中有运动支、感觉支和至会阴的交感神经节后纤维。自坐骨大孔出骨盆，绕骶棘韧带下，经坐骨小孔又进入骨盆达坐骨直肠窝内，行进至坐骨结节内侧下方，此处阴部神经又分成 3 支：会阴神经、阴蒂背神经及肛门神经（又称痔下神经），分布于会阴、阴唇、阴蒂、肛门周围，分别支配肛门周围皮肤、肛提肌及大小阴唇（图 1-3）。

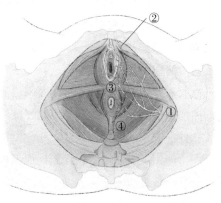

图 1-3　女性盆腔神经分布与走形
①阴部神经；②阴蒂背神经；③会阴神经；④肛门神经

第二节 会阴神经阻滞麻醉

一、适应证

会阴神经阻滞麻醉的适应证为阻断会阴部神经冲动的传导，降低该神经支配区域组织牵拉及损伤导致的疼痛。用于减轻第二产程会阴部的疼痛、阴道分娩时会阴切开术、阴道手术助产术、经阴道手转胎头术、软产道裂伤缝合术。可单独使用，也可与会阴局部浸润麻醉方法联合使用。

二、禁忌证

对麻醉药物过敏者、不能经阴道分娩者。

三、术前评估

1. 产程进展和胎心情况。

2. 会阴局部组织及皮肤情况。评估会阴是否有水肿、炎症、瘢痕，确认麻醉指示点，确保麻醉效果；麻醉穿刺部位皮肤局部有无破损、有无静脉曲张，尽早预防血肿和感染的发生。

3. 产妇疼痛程度。必要时采取双侧阻滞麻醉。

四、术前准备

1. 向产妇及家属讲解麻醉的目的、意义及方法。

2. 准备用物：20ml 注射器，2% 利多卡因 10ml、

0.9% 生理盐水 10ml、22 号穿刺针。

3. 协助产妇取半卧位或膀胱截石位。

4. 进行外阴冲洗消毒。

5. 操作者进行外科手消毒，穿手术衣，戴无菌手套，铺无菌巾。

6. 进行麻醉部位消毒，用碘伏消毒棉球，以切口为中心，由内向外消毒皮肤，直径大于 10cm。

五、手术操作

扫码看视频

1. 会阴神经阻滞麻醉：使用注射器抽吸 2% 利多可因 10ml 加 0.9% 氯化钠注射液 10ml，术者在会阴外侧皮肤找到坐骨结节，一只手示指和中指伸入阴道触及坐骨棘尖端做引导，另一只手持注射器，在坐骨结节与肛门连线中点（坐骨结节内侧 2 厘米）处进针，先注射一皮丘，然后在阴道内手指引导下，将针头沿坐骨棘方向，穿刺至坐骨棘内侧约 1cm 处，当针穿过骶棘韧带时会有突破感，为穿刺成功的标志。抽吸无回血后，固定注射器注入麻醉剂 10ml，随即边退针边继续注入剩余麻醉剂 5ml（图 1-4）。

2. 会阴及外阴神经局部浸润麻醉：术者将一只手示指和中指沿切口方向深入阴道，置于胎头与阴道壁之间，避免穿刺针通过阴道壁损伤胎儿头皮，另一只手将针头退到皮下组织后，沿侧切方向进入皮下 4~5cm，抽吸无回血，边推出边注射麻醉药物 5ml，做扇面皮下麻醉，以浸润皮内、皮下及阴道前庭黏膜下组织，使用干纱布轻揉麻醉部位，促进药物尽快吸收。如需要正中切者，在需切开的局部做麻醉。

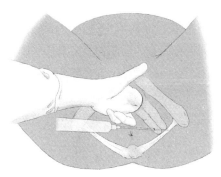

图1-4　会阴神经阻滞麻醉

六、注意事项

1. 操作前应向产妇充分说明操作目的以取得其配合，详细询问药物过敏史，如使用普鲁卡因需做过敏试验。

2. 阴部神经主要支配阴道、会阴部和外阴，阻滞时注意解剖标志点坐骨棘和骶棘韧带。阻滞阴部神经的重要标志为坐骨棘和骶棘韧带。应牢记阴部神经常有阴部动脉和静脉密切伴行。

3. 穿刺时注意针尖不要伤及手指尖和胎儿头皮，不要损伤周围组织。

4. 注药前应常规回抽注射器，确定无回血方可注入麻醉剂，防止药物注入血管，导致毒性反应。

5. 穿刺时，注意找准穿刺部位一次成功，避免反复穿刺造成血肿和感染。

6. 缝合时若缝针过深，则可能会引起阴部神经损伤，造成会阴部疼痛。

七、结局评价

会阴神经阻滞的麻醉效果可维持 1 小时，在临床上如进行满意的会阴神经阻滞后，则阴道、阴唇、会阴、肛门区均可达到良好的松弛效果，从而达到分娩时及进行伤口缝合时的镇痛。

常用的局麻药物利多卡因等对宫缩及产程无直接影响。

八、并发症

1. 药物变态反应。产妇会出现局部红肿、瘙痒，按药物过敏反应处理。

2. 局麻药被直接注入血管里，引起药物毒性反应。

3. 反复穿刺，损伤局部组织或血管，会引起血肿和感染。

九、预后

麻醉后应对产妇密切监护，同时应使用电子胎心监护仪，时刻观察胎心及宫缩情况。

会阴神经阻滞麻醉的并发症大多是局部麻醉药物剂量过大或麻醉药物误入血管内所致。因此，操作者必须按规定执行局麻药的剂量，选用毒性最低的麻醉药；每次注药之前，必须常规回抽活塞，证实无血回流方可注药。针头穿刺时应找准部位一次成功，避免反复穿刺引起血肿、感染等并发症。当临床上发现局麻药毒性反应的早期症状如头晕、耳鸣时应立即停止给药。

十、技术拓展

有众多学者针对双侧会阴神经阻滞麻醉对产妇会阴损伤、疼痛及母婴结局的影响进行了研究。认为双侧会阴部神经阻滞麻醉可减轻产妇疼痛，降低产程时间，对会阴损伤能起到保护作用；双侧会阴神经阻滞麻醉配合综合护理可以有效降低初产妇会阴侧切的发生率，提高产妇依从性及满意度，同时对母婴结局没有消极影响。硬膜外麻醉联合会阴神经阻滞用于无痛分娩效果显著，可缩短第二产程时间，减轻产妇疼痛，提高镇痛满意度，同时改善会阴松紧度，减少会阴侧切的发生，且对产妇产力及新生儿影响较小。

参考文献

［1］刘兴会，徐先明，段涛，等. 实用产科手术学［M］. 北京：人民卫生出版社，2014：34-39.

［2］谢幸，孔北华，段涛. 妇产科学［M］. 9版. 北京：人民卫生出版社，2018.

［3］曹泽毅. 中华妇产科学［M］. 3版. 北京：人民卫生出版社，2014.

［4］吴欣娟，姜梅，卢契，等. 助产士专科培训［M］. 北京：人民卫生出版社，2019：5-8.

［5］姜梅. 妇产科护理指南［M］. 北京：人民卫

生出版社，2018：120-200.

［6］田燕萍，熊永芳，徐鑫芬，等．会阴切开及会阴裂伤修复技术与缝合材料选择指南（2019）［J］．中国护理管理，2019，19（3）：453-457.

［7］张国仙．改良式会阴侧切缝合法在产科中的应用效果观察及护理措施分析［J］．当代护士，2019，28（5）：70-71.

［8］张跃，余丽敏．双侧会阴神经阻滞麻醉对产妇会阴损伤、疼痛及母婴结局的影响［J］．中国计划生育学杂志，2020，05：682-684.

［9］温天渺，朱约丹，尧佳．孕晚期生育舞蹈结合产时导乐在行双侧会阴神经阻滞麻醉分娩镇痛产妇中的应用［J］．广东医学，2019，40（22）：3202-3206.

［10］刘金秀，刘丽芳，肖桂兰．硬膜外麻醉联合会阴神经阻滞用于无痛分娩的前瞻性随机对照研究［J］．实用医技杂志，2020，27（12）：1650-1651.

第三节　会阴切开及缝合术

一、适应证

会阴切开术常用于初产妇，旨在增加软产道出口而易于胎儿娩出，避免产妇在第二产程中发生会阴及盆底组织严重裂伤的手术，也是初产妇臀位助产或实施阴道手术产的辅助手术。会阴切开包括会阴后－侧切开术和正中切开术两种。在第二产程根据胎儿情况、产程进展、头盆关系、盆底及会阴条件，经知情同意，考虑会阴切开。

1. 会阴组织弹性差、过紧（充分扩张仍不足以娩出胎头）、水肿或脆性增加、瘢痕等，估计分娩时有可能发生会阴严重裂伤者。

2. 因母儿有病理情况需缩短第二产程尽快结束分娩者，如35岁以上高龄或产妇患心脏病或高血压等疾病、胎儿窘迫需缩短第二产程者。

3. 产钳或胎头负压吸引器助产者，初产臀位经阴道分娩者（视母胎情况和手术者经验决定）。

4. 早产、胎儿宫内发育迟缓或胎儿宫内窘迫（如胎心异常、羊水污染）需减轻胎头受压并尽早娩出者。

二、禁忌证

死胎分娩；不能经阴道分娩者。

上述适应证和禁忌证并非绝对指征，因此应在充分评估母儿情况基础上依照原则进行决策。

三、术前评估

1. 母亲全身状况：生命体征、产科情况、辅助检查结果等。

2. 会阴局部状况

（1）会阴：重点评估会阴体长度及组织弹性，会阴部有无炎症、水肿及瘢痕等皮肤异常情况。

（2）骨盆底：重点评估骨盆底有无异常情况，如巴氏腺及肛管直肠周围，有无阴道直肠瘘等损伤及功能障碍性疾病。

3. 胎儿情况：孕周、胎儿大小、胎方位及头盆关系。

四、术前准备

1. 向产妇及家属说明会阴切开目的、方法及术后可能的并发症，并签署知情同意书。

2. 伤口切开和缝合应在充分照明、伤口暴露良好的情况下进行。

3. 手术人员：产科医生、助产士2人（接生、巡回）。

4. 接生者按外科手术刷手后，铺产包，穿无菌手术衣，戴无菌手套，做好接生准备。

5. 将产妇头摇高，呈半卧位，常规外阴消毒。

6. 准备用物：会阴侧切剪刀1把、弯血管钳和直血管钳各1把、持针器1把、线剪1把、尾纱1

块、纱布 10 块、2–0 可吸收缝线、3–0 或 4–0 可吸收缝线。

五、手术操作

1. 切开时机：以胎头拨露后、着冠前、会阴高度扩张变薄时，于宫缩开始会阴部张力增加时切开，评估切

扫码看视频

开后 1~2 次宫缩即能娩出胎儿为宜。若切开过早，易导致创面出血多、切口暴露时间长、增加感染发生的可能；若切开过迟，可能造成会阴其他部位的裂伤。

2. 会阴切开术

（1）会阴正中切开术（图 1–5）：于胎头拨露后、着冠前、会阴高度扩张变薄时，且于宫缩开始时沿会阴后联合正中垂直切开。切开组织为球海绵体肌及中心腱。

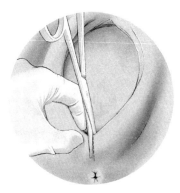

图 1–5 会阴正中切开术

（2）会阴侧切术（图 1–6）：会阴左右均可，临

床上以左侧切开多见。向产妇做好会阴切开前的解释工作，进行皮肤消毒，由内向外消毒皮肤，直径大于 10cm。进行会阴神经阻滞及局部浸润麻醉后，术者在宫缩间歇时，一手中、食指伸入阴道内，置于胎头与会阴体之间，二指稍分开，撑起阴道后壁并推开胎头，避免损伤胎儿；另一手持会阴切开剪，一叶沿中、示指之间指示置于阴道内、一叶置于阴道外，与皮肤垂直，待宫缩会阴绷紧时，自会阴后联合中线向左或后旁开 45° 一次全层切开会阴，如会阴高度膨隆时，切开角度应增大至 60°，长度 3~5cm。切开后，用干纱布压迫切口止血，如有切开处小血管断裂活动性出血者，可使用止血钳钳夹止血或结扎血管止血。会阴切开组织包括处女膜、阴道黏膜及黏膜下组织、皮肤及皮下脂肪组织、球海绵体肌、会阴浅横肌、会阴深横肌、肛提肌内侧纤维。

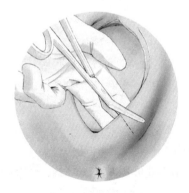

图 1-6　会阴侧切术

3. 缝合

（1）胎盘娩出后，检查完整性后，用 0.9% 生理盐水冲洗伤口。

（2）检查会阴切开组织的损伤程度，包括侧切伤口有无延裂，除侧切伤口外有无其他部位的裂伤。必要时使用阴道拉钩暴露伤口或行直肠指检帮助诊断裂伤程度。检查伤口顺序为自上而下（阴蒂–尿道口–会阴部），由外至内（外阴–阴道–宫颈、皮肤–肌层–黏膜）。查看出血情况、切开和裂伤部位有无小血管的损伤出血，时时关注出血量和出血速度，可采用纱布计数、称重法计算出血量。产妇疼痛情况，如产妇疼痛难忍，要及时增加追加麻醉剂量，以便减轻痛苦，能够积极配合操作。

（3）更换无菌手套，铺无菌巾遮住肛门，用带尾纱布填塞阴道至阴道后穹窿及阴道上段，上推子宫，暴露并确定伤口顶端。

（4）右手持持针器夹住可吸收缝合线（缝合阴道黏膜及黏膜下组织使用2-0可吸收线），左手示指和中指深入阴道内暴露伤口，从伤口顶端0.5~1cm处进针开始缝合，使用连续或间断缝合的方法，每一针的间距0.8~1cm，缝合阴道黏膜及黏膜下组织，至处女膜环处打结，处女膜切缘要对合整齐。如组织血管丰富，可采用连续锁边缝合，连续缝合至阴唇系带并拉紧缝线。

（5）用2-0可吸收线缝合，采用间断缝合方法缝合会阴肌层及皮下组织，缝合线间距不宜过密、松紧适中，对齐上下切缘，保持切口宽约1cm，便于皮内缝合。

（6）用 3-0 或 4-0 可吸收线缝合皮肤：可采用皮内连续埋缝或皮外间断缝合至阴道口打结，使用镊子充分对合表皮，防止表皮边缘内卷，影响愈合。

（7）如发现活动性出血的小血管，要立即先行结扎止血再予以缝合。

（8）缝合完毕，再次检查阴道内伤口有无空隙，取出阴道内填塞带尾纱布，检查伤口对合情况，有无渗血及血肿。

（9）以消毒纱布蘸生理盐水或碘伏棉球，擦净伤口周围及外阴部血渍，消毒伤口。

六、注意事项

1. 严格执行无菌操作原则，防止感染。

2. 严格把握会阴切开指征和时机，避免不必要的切开和因切开时间过久导致失血。

3. 会阴切开时，侧切剪要与皮肤垂直，避免切开后两侧组织薄厚不等。

4. 会阴切开缝合和裂伤修复，应逐层缝合，恢复损伤组织的解剖结构；进针和出针与伤口距离相等，松紧适宜，避免缝合、打结过程中的过度用力，不留死腔，防止穿透直肠。

5. 尽量缩短缝合时间，减少进出针次数及缝线在组织中的留存。

6. 缝合伤口出针时尽可能使用器械，不要用手直接拔针，注意保护性医疗，避免针刺伤的发生。

7. 缝合最好选在胎盘娩出并检查是否完整后进

行，避免因人工剥离胎盘、检查软产道等操作导致缝合后的伤口裂开。

8.软产道检查及缝合时，应充分暴露损伤部位，尽量在直视下进行操作，避免因盲目操作致缝线穿透直肠。

9.缝合完毕，应认真清点纱布数目，确保阴道内无纱布遗留，注射针头、缝针等放入锐器盒。

七、效果评价

1.会阴切口的愈合情况分为三级。甲级：切口平整，未出现红肿、硬结；乙级：切口出现红肿与硬结，或有部分开裂现象；丙级：切口完全开裂。对于分娩后会阴伤口的追访可在住院期间和分娩后42天随访时对伤口进行级别评价。

2.缝合过程中操作使用时间和出血量，反应缝合方法的有效性。

3.疼痛情况，疼痛评分采用 VAS 评分法，分值在 0 至 10 之间，值越高表示痛感越强。根据疼痛评分评价伤口预后、有无并发症的发生，以及对产妇产后身体恢复的影响程度。

八、并发症

1.产道血肿。在缝合后 1~2 小时切口部位即出现严重疼痛，而且越来越重，甚至出现肛门坠胀感、排便感。检查会发现软产道即子宫下段、宫颈、阴道、会阴等部位发生血肿。轻者局部小血肿，可行局部冷敷以减轻疼痛，使血肿局限易于日后逐步吸收；重者血肿较大且有逐步增大的趋势，可致失血性休克，或危及生命。出现这种情况时，要及时拆开缝线，清除血肿，缝扎住出血点，重新予以缝合切口，则疼痛会很快消失，绝大多数可以正常愈合。

2. 切口感染。在产后 3~7 天内，切口局部有红、肿、热、痛等炎症表现，挤压时有脓性分泌物。刚开始，切口边缘会有红肿现象出现且疼痛加剧；缝线会因此断裂，这时，切口裂开流出血水或脓状分泌物；有些患者会出现发热。出现这些症状时，应用抗生素，拆除缝线，以便脓液流出。同时可采用理疗来帮助消炎，或用 1∶5000 的高锰酸钾温水溶液坐浴。采取这些措施后，由于会阴部毛细血管丰富，有较强的愈合能力，故一般 1~2 周后即会好转或愈合。

3. 切口拆线后裂开。有个别产妇在拆线后发生会阴切口裂开。如果此时已经出院，应立即去医院检查处理。如伤口组织新鲜，裂开时间短，可以在妥善消毒后立即进行第二次缝合；如切口组织不新鲜，且有分泌物，则不能缝合，可用高锰酸钾溶液坐浴，并服抗生素预防感染，待其局部形成瘢痕后愈合。

4. 息肉。息肉是黏膜表面突出的一种赘生物，包括增生性、炎症性、错构瘤、腺瘤及其他肿瘤等。会阴侧切口处长息肉，是人体在损伤处进行修复的正常反应，这种息肉不触及时没有不适，但产后同房可引起疼痛。这种息肉多为炎症引起，与缝合线吸收不良有关，因个人体质差异，不同人对缝线的吸收程度也不同，一般无须担心，待阴道炎症消退、缝线充分吸收后可痊愈。

5. 前庭大腺囊肿。部分产妇在会阴侧切时会将前庭大腺腺管切断，腺体内的液体无法排除，积累到一定程度后就会引起前庭大腺囊肿。囊肿小时，多无症状。囊肿大时可有局部肿胀感及性交不适，如不及时治疗，一旦合并感染，则会引起前庭大腺脓肿。对于其治疗可选择以下 2 种手术。

（1）囊肿切除术，即将囊肿全部切除，但由于创伤较大，现已较少应用。

（2）囊肿造口术，在囊肿下方切口，放置引流条，将囊液全部引流出来，并以 1∶5000 高锰酸钾溶液坐浴，愈后一般比较好，也可保护前庭大腺。

九、预后

1. 术后观察至产后两小时检查无异常，送病房休息。

2. 嘱产妇垫消毒卫生巾，勤换内衣裤。鼓励产妇向健侧侧卧，减少恶露对伤口的污染。碘伏液擦洗会阴，每日两次。观察体温变化情况，每天测体温、脉搏 3 次。

3. 注意观察伤口情况，是否有水肿、阴道壁血肿、硬结及感染征象并评估疼痛情况。

（1）水肿者 24 小时内可使用毛巾包裹冰块进行局部冷敷，24 小时后可行 50% 硫酸镁或 95% 酒精湿敷，每日两次。

（2）注意阴道壁血肿的发生，阴道壁血肿在2~3cm 以下者，可用局部冷敷，严密观察，如无继续增大，24 小时后可行热敷，促进血液吸收。血肿较大时，产妇会有明显会阴部疼痛，大多难以忍受，同时会有肛门坠胀感、里急后重感，同时还伴有排尿困难、尿急、尿频等症状，检查时在阴道内可触及较固定、触及压痛、张力大有波动感的肿块，还可通过 B 超发现有无腹膜后或子宫旁血肿。对于这些较大的血肿要在严密消毒下，根据血肿大小、部位深度、伤口暴露的难易程度以及产妇的配合程度选择不同的麻醉方式，必要时入手术室进行缝合。采用在血肿最突出的部位切开减压，清除积血、查找出血点，用 "8" 字缝合法或间断缝合止血。如找不到具体出血点，为组织广泛渗血，可按层次缝合关闭血肿腔，以达到止血的目的。对于失血严重者注意观察生命体征，给予抗休克和输血治疗。

（3）有硬结者，行局部理疗热敷、封闭治疗，每日 1 次。

（4）有感染征象者，予以清创缝合，应用抗生素。

4. 督促产妇于产后 4~6 小时内排尿，会阴侧切产妇绝大多数产程较长，胎先露的压迫时间较长，导致骨盆神经麻痹及膀胱三角区与尿道内口处黏膜水肿充血，甚至出血。另外，产妇体力尚未恢复并且腹壁松弛，腹压降低，这些都严重干扰了产妇的排尿功能，导致了不同程度的尿潴留。因此产后第一次小便非常重要。

十、技术拓展

会阴切开术是一种在第二产程后期切开会阴以扩大产道的手术方法，可追溯到 17 世纪。会阴切开术曾被认为是以一个直的、整洁的外科切口代替经常发生的、不整齐的会阴裂伤，既可扩大产道出口、加快产程，又能避免严重的会阴裂伤、保护盆底功能；而且会阴切口清洁、整齐更易于修补，相对自然裂伤更易愈合，并一度作为初产妇阴道分娩的常规手术。然而，大量循证医学证据表明，会阴切开术不仅未能达到上述目的，反而与产妇会阴损伤、盆底功能障碍、感染、疼痛、出血等近远期并发症密切相关，因此，世界卫生组织（WHO）建议将会阴切开率控制在 10% 左右。

会阴正中切开会阴 I～II 度裂伤发生率是 6.67%，会阴侧切是 1.48%，两组比较差异有统计学意义（P < 0.05），说明会阴正中切开增加了会阴裂伤的发生。国外资料亦显示，会阴侧切伴会阴裂伤的风险显著低于会阴正中切开，而侧切的角度与会阴裂伤的风险密切相关。从解剖学角度来看，如果切口越接近肛门括约肌，一旦造成进一步裂伤，可能会增加 III 度裂伤的风险。研究发现，侧切距会阴正中线每偏离 6° 可使 III 度裂伤的风险降低 50%，即侧切的角度越大越安全。考虑到正中切开是严重会阴裂伤发生的高危因素，英国皇家妇产科医师学会（RCOG）推荐：当会阴切开有临床指征时，应行会阴侧切而非正中切开。头位自然分娩过程中，在无

绝对会阴切开指征时，尽量保持会阴的完整性，在有严格的会阴切开指征时，优先选择侧切方式。

对于常规缝合法，使用 2-0 可吸收快微乔线，采用一根线两个结的改良缝合法：于切口顶端上方 0.5cm 处开始缝合打结，对阴道黏膜及其皮下组织进行连续缝合，至处女膜，再于此处进针穿过切口肌底部，达到双侧皮下 1.0cm 位置出针，随后进行肌层、皮下脂肪联合缝合，间距控制为 1.0cm，于切口远端顶部出针；最后进行皮内水平褥式缝合，间隔为 0.5cm，到达处女膜环，并与处女膜环外黏膜处打结。此种方法用时少，出血量少，产妇疼痛评分低，使得伤口内线结少，局部组织软张力低，更易于吸收。

参考文献

［1］ 吴欣娟，姜梅，卢契，等. 助产士专科培训［M］. 北京：人民卫生出版社，2019：20-24，337.

［2］ 姜梅. 妇产科护理指南［M］. 北京：人民卫生出版社，2018：120-200.

［3］ 田燕萍，熊永芳，徐鑫芬，等. 会阴切开及会阴裂伤修复技术与缝合材料选择指南（2019）［J］. 中国护理管理，2019，03：453-457.

［4］ 张国仙. 改良式会阴侧切缝合法在产科中的应用效果观察及护理措施分析［J］. 当代护士（下旬刊），2019，05：70-71.

第四节 会阴裂伤修复术

产时会阴撕裂常伴有阴道下段的撕裂，这种裂伤称为会阴阴道裂伤。此时需要进行会阴裂伤缝合术。

其中延伸甚至穿透至肛门括约肌复合体的严重裂伤被称为产科肛门括约肌损伤（obstetric anal sphincter injuries，OASIS），即阴道分娩后引起的会阴Ⅲ、Ⅳ度裂伤。

直肠扣眼裂伤：直肠黏膜损伤但尚存有完整的肛门括约肌，按定义并不能称为会阴Ⅳ度裂伤，这种类型的裂伤称为直肠扣眼裂伤。如果未能及时识别和修复这种损伤，可能导致直肠阴道瘘。

虽然大多数会阴阴道裂伤预后良好，但严重会阴阴道裂伤常与产后近期及远期的盆底损伤、排尿或排便失禁、产后疼痛和性功能障碍的风险增加有关。尤其肛门内括约肌在维持正常排气排便中起重要作用，发生Ⅲc及Ⅳ度裂伤的患者，其排便反应、肛门测压结果及相关的生活质量都显著差于Ⅲa、Ⅲb度裂伤的患者。如果对会阴Ⅲ度裂伤的程度不确定，应将其纳入更高级别的损伤中，例如不能确认肛门外括约肌损伤是否超过50%，应诊断为Ⅲb度裂伤，以免低估其损伤范围。

本章节将结合国内术式及 2018 年美国妇产科医师学会（American College of Obstetricians and

Gynecologists，ACOG）阴道分娩产科裂伤的预防和管理指南、2015 年英国皇家妇产科医师学会（RCOG）会阴Ⅲ、Ⅳ度裂伤处理指南，对于会阴阴道裂伤的危险因素及预防、术前评估、手术操作等方面进行讲述。

会阴阴道裂伤通过阴道检查即能识别。为有助于评估裂伤和采用恰当的修复方案，根据 2018 年 ACOG 关于产科裂伤分级标准，将会阴阴道裂伤进行 4 度分类（表 1-1）。

表 1-1 2018 年美国妇产科医师学会关于产科裂伤分级

分级	定义
Ⅰ度	仅损伤会阴皮肤
Ⅱ度	会阴损伤累及会阴肌肉，但未伤及肛门括约肌
Ⅲ度	会阴损伤累及肛门括约肌
Ⅲa	肛门外括约肌损伤厚度小于 50%
Ⅲb	肛门外括约肌损伤厚度超过 50%
Ⅲc	肛门内、外括约肌均有损伤
Ⅳ度	会阴损伤累及肛门括约肌复合体（包括内、外括约肌）和肛门黏膜

一、适应证

有会阴阴道裂伤的产妇均应进行会阴裂伤缝合术。因此，需要及时识别会阴阴道裂伤、正确判断严重会阴裂伤的损伤程度并进行高质量的修补，这对于改善患者的预后至关重要。因此，需要熟知会阴阴道裂伤的高危因素及预防措施。

（一）会阴阴道裂伤的高危因素

会阴阴道裂伤可发生于宫颈、阴道及外阴（包括阴唇、阴蒂及尿道周围和会阴）。一项包括22项研究的 Meta 分析提示，造成 OASIS 最显著的高危因素依次为产钳助产术、胎吸助产术、会阴中切术和胎儿体重过大，其中产钳助产术联合会阴中切术可导致会阴Ⅲ度及Ⅳ度裂伤风险显著增加。其他造成 OASIS 的高危因素还包括初产妇、亚裔、引产、硬膜外分娩镇痛及持续性枕后位，而孕妇年龄、孕周、体重指数和第二产程时长与 OASIS 的发生无显著性关联。2015 年 RCOG 指南也指出了Ⅲ、Ⅳ度会阴裂伤的危险因素（表 1-2）。

表 1-2 RCOG 指南关于Ⅲ、Ⅳ度会阴裂伤危险因素（2015）

危险因素	RR 或 OR（95%CI）
亚洲种族	2.27（2.14~2.41）
初产妇	6.97（5.40~8.99）
巨大儿	2.27[#]（2.18~2.36）
肩难产	1.90[#]（1.72~2.08）
枕后位	2.44（2.07~2.89）
第二产程延长	
第二产程 2~3 小时	1.47（1.20~1.79）
第二产程 3~4 小时	1.79（1.43~2.22）
第二产程大于 4 小时	2.02（1.62~2.51）

危险因素	RR 或 OR（95%CI）
器械助产	
胎头吸引助产，无会阴侧切	1.89[#]（1.74~2.05）
胎头吸引助产，会阴侧切	0.57[#]（0.51~0.63）
产钳助产，无会阴侧切	6.53[#]（5.57~7.64）
产钳助产，会阴侧切	1.34[#]（1.21~1.49）

注：[#] 为 OR 值。

因此，临床医生应当会识别会阴阴道裂伤的危险因素。但需要注意的是，危险因素并不能准确预测Ⅲ、Ⅳ度会阴裂伤的发生。

（二）会阴阴道裂伤的预防措施

深刻理解并正确把握接产要领是预防会阴阴道裂伤的关键。据文献报道，第二产程中的会阴热敷以及产前、产时的会阴按摩对减少产科裂伤均有较显著效果，产时会阴保护亦可有效减少Ⅲ、Ⅳ度会阴裂伤的发生。

会阴切开术是第二产程末期的常用手术，是切开会阴以扩大产道的手术方法。关于会阴切开术能否防止Ⅲ、Ⅳ度会阴裂伤的发生，目前仍缺乏高质量证据，业界尚存在争议。会阴切开术的指征仍主要基于临床判断，多为选择性会阴切开术而非常规性会阴切开术。但是，在术式的选择上，会阴中切术为会阴Ⅲ、Ⅳ度裂伤的独立高危因素，且会阴中切术和多次分娩是 OASIS 发生率增加的高危因素，而会阴侧切术能有效降低初产妇 OASIS 的发生。并且有证据表明，会阴侧切在器械助产中似乎能够有助于防止Ⅲ、Ⅳ度会阴裂伤的发生。因此，2018年 ACOG 指南推荐采用会阴侧切术。2020年一项大规模关于产时护理 bundle（对妇女的产前信息、人工会阴保护和必要时会阴中外侧切开术）对产科 OASIS 率影响的研究发现，该护理 bundle 在不影响剖宫产率或会阴切开术的情况下降低了 OASIS 发生率。

二、禁忌证

无。

三、术前评估

（一）快速识别会阴阴道裂伤

如果在胎儿刚娩出后发生持续的阴道流血，血液颜色鲜红且子宫收缩良好，那么需要考虑软产道裂伤，尤其是使用阴道助产的产妇。因此，在胎儿胎盘娩出后，在常规检查胎盘胎膜完整性并排除子宫出血后，若阴道口仍有持续鲜血流出，应常规行阴道宫颈检查以识别会阴阴道裂伤，并评估分度。有经阴道试产的患者均存在发生Ⅲ、Ⅳ度会阴裂伤的风险，仔细的内诊检查，包括肛门指检非常重要。

具体检查操作包括肉眼观察会阴裂伤的程度，检查会阴阴道下段有无撕裂、撕裂部位、深度、广度等，评估裂伤顶点及出血量；复杂Ⅱ度及以上裂伤，应警惕阴道穹隆及宫颈的撕裂，或累及膀胱直肠的撕裂，判断外层括约肌和内层括约肌是否受损，同时要探查排除阴道深部血肿形成。肛内超声也可用于会阴裂伤的诊断，提高 OASIS 的诊断率，可用于诊断大便失禁。但由于肛内超声假阳性率显著升高，ACOG 指南并不推荐产后立即采用超声识别隐匿性肛门括约肌损伤。

（二）评价缝合环境

会阴阴道裂伤的修复应在充分照明、伤口暴露和良好麻醉的前提下进行。如果患者出血量过多，可给予阴道填塞，并尽快将患者从分娩室转运至手术室，在开放静脉通路和麻醉下进行缝合。

满意的麻醉效果和患者配合对于清晰的暴露和准确的修复缝合是非常重要的。阴部神经阻滞麻醉适合大多数会阴阴道裂伤修复术，是修复Ⅲ、Ⅳ度会阴阴道裂伤的理想麻醉；对不能耐受手术不适而不配合手术者，可以选择静脉麻醉。对于修复耗时较长的复杂会阴阴道裂伤，硬膜外麻醉持续给药可以提供良好的麻醉效果。将局部麻醉药注入局部组织，也可以获得良好的麻醉效果。

四、术前准备

（一）人员准备

根据会阴阴道裂伤分度，应根据手术分级，由具备相应资质的医师按照相应修复方案即时进行缝合止血，恢复组织结构。对于复杂会阴阴道裂伤，应由有丰富手术经验的高年资医师完成修复术。

1. 操作者：着装规范、外科洗手、穿手术衣、戴无菌手套、铺无菌巾。

2. 产妇：取屈膝仰卧位或膀胱截石位，常规会阴消毒。

3. 沟通：认真评估并向产妇解释操作目的、意义，知情同意并取得配合。

（二）缝合材料选择

理想的缝线应具有预期吸收、张力足够、容易穿越组织、极少不良反应、单纤维、无菌、打结安全、操作畅顺的特性。材料选择时应遵循以下原则。

1. 组织对应原则：皮肤为 3-0 或 4-0 可吸收缝线；黏膜及黏膜下层为 2-0 可吸收缝线；会阴肌层及皮下组织为 2-0 可吸收缝线；深部肌层裂伤为 2-0 可吸收缝线，建议使用防刺伤针。

2. 特性对应原则：选择与会阴组织修复同步的产品，推荐采用含聚糖乳酸 910（Polyglactin 910：由 90% 乙交酯和 10%L- 丙交酯共聚而成）成分的快速可吸收缝合材料，含聚糖乳酸 910 材质快吸收缝线能在术后 5~6 天张力下降 50%，有效切口支撑时间为 10~14 天。对于有感染风险的伤口，推荐使用含三氯生抗菌剂的可吸收缝线。不推荐使用生物黏合剂。

3. 安全原则：对会阴深部裂伤或有体液传播疾病风险的产妇实施会阴缝合修复术时，推荐使用防刺伤针以减少针刺伤发生，降低职业暴露风险。

五、手术操作

（一）I度会阴阴道裂伤修复术

I度会阴阴道裂伤可能伴有阴蒂及尿道口周围、大小阴唇皮肤黏膜的损伤、处女膜环的断裂。可用 2-0 可吸收线间断缝合止血、恢复组织结构，或酌情连续缝合。用 3-0 可吸收线行会阴皮肤皮内缝合。

（二）II度会阴阴道裂伤修复术

II度会阴阴道裂伤常致会阴浅横肌、深横肌甚至肛提肌及其筋膜撕裂，常沿两侧阴道沟向上延伸，重者达阴道穹窿，导致阴道后壁呈舌形撕裂。缝合方法如下。

1. 阴道纱条填塞阴道后穹隆及阴道上段，上推子宫，暴露会阴阴道裂伤部位。

2. 2-0 可吸收线间断缝合撕裂的会阴体肌层。

3. 2-0 可吸收线缝合撕裂的阴道壁黏膜，缝合部位应超过裂口顶端 0.5cm；缝合会阴皮下组织。

4. 3-0 可吸收线行会阴皮肤皮内缝合。

5 取出阴道纱条，常规行直肠指检，检查直肠黏膜的完整性及有无缝线暴露（若有要即时拆除），并感觉肛门括约肌的收缩力及有无血肿形成。

（三）Ⅲ、Ⅳ度会阴阴道裂伤修复术

Ⅲ、Ⅳ度会阴阴道裂伤修复术的重点是恢复组织结构，促进功能康复。

1. 充分暴露撕裂部位，清洁冲洗撕裂创面。

2. 解剖肛管三层结构，即直肠黏膜、肛门内括约肌、肛门外括约肌。

3. 直肠黏膜修补（图1-7）：传统的直肠黏膜修补是指用肠线对撕裂的直肠黏膜进行间断缝合，并将线结埋于肛管内。如用3-0可吸收线缝合，则无需对线结进行包埋。缝合直肠黏膜禁用 PDS线（聚二氧六环酮可吸收缝合线），因 PDS 线延迟吸收的特点可造成肛管不适。缝合方式可采用间断缝合或连续缝合，但需避免"8"字缝合，因"8"字缝合稳固过紧，或可造成黏膜缺血坏死。

具体缝合方法可以采用在直肠裂口内松松塞入一条无菌纱布，用细圆针和3-0可吸收线间断内翻缝合撕裂的直肠前壁黏膜下及肌层组织，注意勿穿过直肠黏膜层，但要使黏膜对合，边缝边退出纱布；再间断内翻缝合直肠肌层（避免穿透直肠黏膜）及筋膜加固。

4. 肛门内括约肌修补（图1-8）：当肛门指检发现内层肛门括约肌撕裂时，需用3-0 PDS 线或2-0可吸收线对内层肛门括约肌进行单独缝合。研究证明对内层肛门括约肌进行单独缝合可有效降低术后大便失禁的发生。可以采用间断缝合或褥式的端—端缝合，即避免两侧断端重叠。

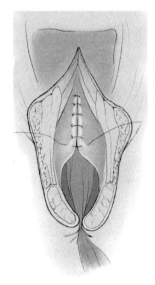 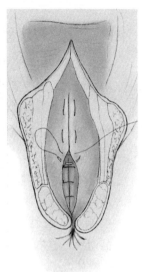

图 1-7　直肠黏膜修补　　图 1-8　肛门内括约肌修补

　　5.肛门外括约肌修补（图 1-9）：若外层肛门括约肌全层撕裂，可用 3-0 PDS 线或 2-0 可吸收线进行缝合修补，修补方法主要有 2 种，端端缝合修补以及全层重叠缝合修补。应注意准确识别肛门括约肌的撕裂末端。端端缝合即是将撕裂的两断端"点对点"缝合没有重叠；而全层重叠缝合则是将撕裂的两断端部分重叠再缝合的方法。

　　一项 Cochrane 综述显示，在全层肛门外括约肌损伤时，重叠缝合与端端缝合的效果差异无统计学意义，且只有在肛门外括约肌裂伤全层时才用重叠缝合技术，是为了使裂伤末端重合而无张力，而这个技术也仅用于肛门外括约肌全层裂伤的修复。但也有报道认为，端端缝合可能仅仅将部分肛门外括约肌拉合，并没有达到完全的修补，所以推荐应用全层重叠的方法。有研究显示重叠缝合患者术后 12 个月发生大便失禁的风险更低。

对于外阴阴道 Ⅲa 度撕裂可采用端端缝合，Ⅲb 度可端端缝合或全层重叠缝合。具体操作：用 Allis 钳夹两侧挛缩的肛门括约肌断端，尽可能完整拉出，3-0 PDS 线全层重叠缝合肛门外括约肌，入针处距 A 端 0.5cm，距 B 端 1cm，B 端边缘间断加固缝合于 A 端 2~3 针。再将两侧肛提肌相对缝合覆盖直肠壁上，缝合其他会阴体肌层。

在进行肛门括约肌修补时，应将线结埋于表层会阴肌肉之下，以减少术后缝线迁移。

6. 2-0 可吸收线缝合撕裂的阴道黏膜、会阴皮下组织，3-0 可吸收线行会阴皮肤皮内缝合。

7. 取出纱条，常规行直肠指检。

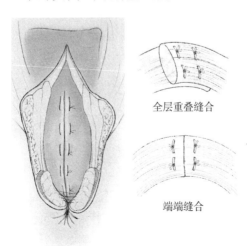

全层重叠缝合

端端缝合

图 1-9　肛门外括约肌全层重叠缝合与重叠边缘加固缝合

六、注意事项

1. 疼痛控制：包括缓解局部疼痛的方法包括表面麻醉剂、局部冰敷和直肠栓剂（Ⅳ度裂伤患者应慎用）。

2. 避免便秘：术后给予患者大便软化剂或口服缓泻剂，并提供预防便秘的指导。目的是为了防止干燥大便损害修补的组织，以减少伤口裂开的风险。一般术后口服乳果糖 15ml 每日 2 次至术后 7~10 天。

3. 避免尿潴留：术后放置 Foley 尿管 12 小时。

4. 术后抗生素的使用：OASIS 修补术后应使用广谱抗生素，以降低产后感染和伤口裂开的风险。

七、结局评价

1. 书写手术记录：会阴阴道裂伤修复术后应书写完整的手术记录。其内容应包括：对撕裂的详细描述和相应的分度；修复的简单步骤；修复术后完整检查结论，包括阴道黏膜及处女膜缘对合完好，无活跃性出血或血肿，肛门括约肌张力存在 / 收缩力好，直肠壁无缺损、无缝线暴露等。

2. 会阴阴道裂伤二期修复问题：如果撕裂修复失败或超过 12 小时未修复，组织水肿或有明显感染征象，可 3 个月后再行修补术，也可尝试在水肿消退后（72 小时），以促进功能康复为目的恢复解剖结构。有研究显示，分娩后立即修补与分娩后

8~12 小时修补差异无统计学意义，但如无正当理由修补术不应延至分娩后第 2 日，分娩后 72 小时内的修补与 14 天内的修补差异亦无统计学意义。

3. 术后评估：术后肛管长度是预测排便控制能力的最好指标。肛内超声和经会阴超声在评估初次缝合 6 个月后产科肛门括约肌残余缺损方面具有很强的一致性。一项由超声评估 OASIS 后残留的肛门括约肌缺陷的中长期随访发现，OASIS 的女性肛门失禁的症状非常普遍（51%），撕裂等级越高的女性，残余括约肌缺损的发生率越高，测压压力越低。

八、并发症

1. 会阴阴道裂伤的主要并发症包括出血、发热、疼痛、伤口感染、伤口裂开以及瘘道形成。出血尤为常见，通常可以通过缝合和局部压迫得到控制，但必须警惕发生血肿的可能。

2. 会阴阴道裂伤修复术的并发症包括伤口裂开、出血、血肿形成、伤口感染、肛门功能不全，性生活困难以及瘘道形成等。有报道在发生 OASIS 的产后 6 周内，约 25% 的患者出现伤口裂开，20% 出现伤口感染。继发感染不利于伤口的愈合，甚至可能因坏死性筋膜炎而危及产妇生命。发生伤口并发症的患者疼痛程度明显高于正常愈合患者，且这种疼痛可持续至产后 12 周。会阴直肠瘘和直肠阴道瘘可能由未识别、未修复或愈合不良的裂伤发展而来，如伤口发生瘘管，应在所有感染迹象完全消退的前提下由经验丰富的术者实施修复手术。

为防治并发症，需要注意：缝合时需要充分消毒、清洁创面；仔细止血，不留死腔；对合组织结构以及修复术后保持局部清洁消毒；控制大便细软通畅；复杂Ⅱ度以上的会阴阴道裂伤应该及时应用抗菌药物预防感染；术中清点纱布器械，避免纱布与缝针残留等。此外，术后及时锻炼盆底肌肉对于恢复盆底功能也具有积极意义。

九、技术拓展

发生会阴阴道裂伤后，恰当止血、组织结构良好对合以及创面清洁处理，是良好愈合和功能恢复的关键，手术难点与技巧如下。

1. 充分暴露、正确识别和评价会阴阴道裂伤分度是修复的基础。可以使用阴道纱条填塞后穹隆及阴道上段，上推子宫，术者巧妙应用示指和中指，均是清晰暴露、准确手术的关键。

2. 撕裂创面的清洁处理，包括0.5%甲硝唑液、1%聚维酮碘液等冲洗创面，是Ⅱ度以上裂伤修复的必要手术步骤，可进一步辨明解剖结构，判定修复方案，防治产后感染。

3. 止血是修复的第一要务。产时软产道高度扩张，会阴阴道及盆底撕裂的血管产后回缩，导致止血困难。仔细探查创面出血及血肿情况，恰当止血，防治创面积血和血肿形成是撕裂修复的首要任务。要求超过撕裂顶端0.5~1.0cm"8"字缝合，缝合复杂的阴道壁撕裂及会阴体撕裂，不能留死腔。对无活跃性出血的修复困难的复杂阴道撕裂，阴道纱条填塞压迫可能更有效，但应注意填塞压迫撕裂顶端以上的阴道穹隆及撕裂两侧的阴道侧壁，防止出血及血肿形成。

4. 组织结构对合是修复的重点。断裂处女膜缘及肛门括约肌的完整对合是修复组织结构的标志，缝合修复直肠壁及阴道壁是手术的基础，缝合修复肛提肌及会阴体肌层是盆底功能康复的关键。

5. 直肠腔为高压腔，要防止粪瘘发生。直肠壁修复缝合要密实，针距 0.5cm。要求内翻对合，黏膜下层进、出针尽量靠撕裂缘，浆肌层进、出针距撕裂缘 0.5cm。为避免缝线穿过直肠黏膜，必要时助手示指可置入肛门内作引导。

十、预后

1. 远期随访：术后应进行临床随诊 2~3 个月。OASIS 患者可在修复后进行理疗，有利于患者的恢复。如果随访时患者主诉大便失禁或疼痛，应考虑请妇科医生或外科医生会诊。

2. OASIS 患者再次妊娠和分娩方式的建议：既往发生 OASIS 的孕妇再次分娩发生括约肌损伤的风险较正常孕妇增加，但绝对风险很低（3%~7%）。因此再次妊娠时，医生应注意分娩方式的选择，并记录在病历中。在有 OASIS 病史的孕妇中，如果发现以下任何一种情况，可在再次妊娠时选择剖宫产：分娩后出现肛门失禁；出现伤口感染或伤口需要再次修复等并发症；孕妇表示受到严重的精神创伤，并要求剖宫产；如肛门内超声和（或）肛门压力值提示异常，应建议择期剖宫产分娩。

3. 2021 年一项来自于瑞典的大规模研究报道，与第一次分娩时的风险相比，第二次分娩时再次发生括约肌损伤的风险几乎增加了两倍（分别是3.9% 及 10%）。肛门括约肌损伤后严重大便失禁的比例增加，而且随着年龄增长不断累积，在女性52 岁以后加速了大便失禁的发生。

参考文献

［1］ 刘兴会，徐先明，段涛，等. 实用产科手术学［M］. 北京：人民卫生出版社，2014：34-39.

［2］ 谢幸，孔北华，段涛. 妇产科学［M］. 9 版. 北京：人民卫生出版社，2018.

［3］ 曹泽毅. 中华妇产科学［M］. 3 版. 北京：人民卫生出版社，2014.

［4］ ACOG Practice Bulletin No.198：Prevention and management of obstetric lacerations at vaginal delivery［J］. Obstet Gynecol, 2018, 132（3）：e87-e102.

［5］ Friedman AM, Ananth CV, Prendergast E, et al. Evaluation of third-degree and fourth-degree laceration rates as quality indicators［J］. Obstet Gynecol, 2015, 125（4）：927-937.

［6］朱兰，王巍．产科会阴撕裂新分类及国际最新缝合修补术［J］．中国实用妇科与产科杂志，2010，04：311-313.

［7］邹虹，漆洪波．英国皇家妇产科医师学会《会阴Ⅲ度和Ⅳ度裂伤处理指南2015版》要点解读［J］．中国实用妇科与产科杂志，2016，08：757-760.

［8］穆曦燕，刘兴会．英国皇家妇产科医师学会（2015）的Ⅲ、Ⅳ度会阴裂伤指南解读［J］．实用妇产科杂志，2017，04：268-271.

［9］Turel FD, Langer S, Shek KL, et al. Medium-to long-term follow-up of obstetric anal sphincter injury［J］. Dis Colon Rectum, 2019, 62（3）: 348-356.

［10］Nilsson IEK, Åkervall S, Molin M, et al. Symptoms of fecal incontinence two decades after no, one, or two obstetrical anal sphincter injuries［J］. Am J Obstet Gynecol, 2021, 224（3）: 276.e1-276.e23.

第五节　会阴血肿清除术

一、适应证

1. 由于会阴部血运丰富，组织疏松，而外阴静脉均与同名动脉伴行，静脉数量多，且无静脉瓣，与盆腔内大量静脉丛自由吻合，在受到外伤时，易导致静脉血管破裂，血液在疏松的组织中蔓延，即可在会阴阴道内形成血肿。本章重点介绍分娩过程中引起的会阴血肿，它是指分娩过程中出现软产道裂伤，产道血管损伤或断裂而皮肤或黏膜相对完整，血液在局部淤积并形成血肿，严重裂伤者可达阴道穹隆、子宫下段甚至盆腔，导致腹膜后或阔韧带内血肿。

2. 血肿小且无增大趋势者可考虑保守治疗，包括镇痛、冰敷、止血药物和预防性使用抗生素。对于血肿较大、症状明显或伴有活动性出血者应切开并清除血肿。

二、禁忌证

无。

三、术前评估

1. 会阴血肿的形成可能与以下因素有关。

（1）产道因素：初产妇软产道较紧，胎头经过软产道时易损伤小血管，致破裂形成血肿，经产妇随着年龄的增加，阴道组织弹性下降，血管脆性增加；产道瘢痕、囊肿，阴道壁延展性较差，易引起阴道壁血管破裂出血，产生血肿；阴道炎症时由于炎症刺激，血管炎性充血，脆性增加，分娩时易损伤破裂出血而产生血肿；此外，阴道静脉曲张及分娩时阴道黏膜的局部擦伤在分娩过程中由于承受的压力过大，或由于过度牵拉，可能损伤阴道壁的静脉丛，引起血管破裂出血。

（2）产程因素：产程过快，一般应用催产素或前列腺素制剂催引产时宫缩过强，在产道未充分扩张情况下，胎头下降的冲力直接造成组织损伤或深部血管的撕裂伤，导致产道血肿形成；滞产时阴道血管受压过久，血管壁缺氧甚至坏死易破裂出血而形成血肿；胎儿过大、多胎妊娠，子宫过大，压迫下肢及会阴、阴道，使该部位组织水肿，缺氧，血管脆性增加，易致血管损伤出血而形成血肿。

（3）助产、缝合技术：助产及缝合技术的失误是临床上较常见的原因之一。多数的会阴和阴道血肿来源于分娩的撕裂伤或会阴侧切。一些低年资助产士因助产经验不足，会阴侧切或侧切伤口上延、撕裂，会阴侧切口选择角度部位不恰当或缝合不正确，缝合已撕裂的阴道黏膜及其深部组织未超过撕裂顶端，未将顶端血管缝住，血管回缩出血，或缝线未拉紧，未能充分止血，留有死腔，或保护会阴不当，或助产手术（如牵引术、胎头吸引器术、产钳术等）因增加产道扩张程度，操作过程中的失误导致组织裂伤等均可引起会阴、阴道壁血肿。

（4）妊娠并发症或合并症：妊娠期高血压疾病患者全身小动脉痉挛，引起周围血管阻力增加，内皮细胞损伤，通透性增加，同时全身小动脉痉挛导致各组织器官缺血缺氧，微血管病损以及血管脆性增加引发产道血肿；贫血患者组织水肿，弹性差，凝血功能降低，发生损伤易引起出血；妊娠合并肝炎患者，肝脏合成凝血酶原减少，维生素 K 依赖性凝血因子 Ⅱ、Ⅶ、Ⅸ、Ⅹ的含量减少，造成凝血障碍，凝血酶原时间延长；妊娠合并血液系统疾病者，凝血功能异常，也易引起血肿的发生。

2. 在产程中进行合理干预，科学的应用药物与助产操作，是有效的防治方法。针对会阴血肿的原因，要做到以下几方面进行预防。

（1）做好宣教，尽量避免高龄妊娠，孕期积极治疗外阴、阴道炎。

（2）正确处理产程：对产道血肿好发因素如急产、滞产，巨大儿，第二产程过短、过长，手术产等需高度重视。避免宫缩剂的滥用以及在胎儿娩出期间不恰当地腹部加压。使用缩宫素时，要有专人严密监护，密切观察液体滴速和浓度，防止宫缩胎头娩出过快引起软产道的血管撕裂。

（3）提高助产、缝合技术水平：会阴体过高，弹性差，有水肿，瘢痕炎性反应及胎儿较大者，需根据患者状况及时行会阴侧切术，以科学的方法协助胎头以最小径线娩出，出肩时特别要保护会阴。胎儿娩出后认真检查软产道，尤其对存在高危因素的产妇更应重视。对有会阴裂伤和会阴侧切者，要充分暴露，仔细看清有无血肿，评估组织损伤程度，必要时使用阴道拉钩暴露伤口或行直肠指检帮助诊断裂伤程度，用可显影有尾纱布填塞阴道，上推宫颈，暴露并确定血肿顶端。不能忽略阴道浅层裂口，观察局部皮肤黏膜是否出现隆起和搏动。及时按解剖层次缝合，第 1 针要超过顶端 0.5cm 进针。创口出现明显搏动性小动脉出血点者需先行结扎或单独缝扎止血。如果暴露困难，可先缝一针进行牵引，逐步向上缝合。缝合时注意对合整齐，松紧适度，不留死腔。缝合完毕应常规肛查。

（4）针对合并症患者，积极治疗原发病。

（5）产后密切观察产妇会阴局部伤口情况对于早期发现会阴血肿具有重要意义。产妇分娩后应在产房严密观察 2 小时，回病房后应继续加强观察子宫收缩及阴道出血情况，观察伤口是否有渗血及周围皮肤颜色，如颜色加深、呈淤紫，则可能有血肿形成。医务人员要耐心细致地及时寻访，询问患者有无肛门坠胀、疼痛加重、便意感，严密观察患者精神状态、面色、血压，脉搏等变化，倾听产妇的感受，当产妇自觉有便意、阴道内有坠胀感、剧烈疼痛时应高度重视，应及时进行肛诊或阴道检查，必要时行超声检查，有异常者做到早发现、早处理，以力求尽快手术止血及纠治贫血或休克，切忌未检查即以"宫缩痛"对患者进行解释或简单地予以止痛剂等处理，延误治疗时机。

四、术前准备

1. 产妇取屈膝仰卧位或膀胱截石位，应在良好照明、无菌条件下手术，充分消毒，暴露血肿。

2. 操作者着装规范、外科洗手、穿手术衣、戴无菌手套，铺无菌巾，向产妇解释操作目的、意义，并取得配合。

3. 麻醉：选择麻醉药品并按要求配置：取20ml注射器抽取2%利多卡因10ml与0.9%生理盐水10ml按1∶1配置，连接穿刺针，排尽注射器内空气。麻醉方法有：①阴部神经阻滞麻醉：一手示、中两指伸入阴道，触及坐骨棘作为指示点，另一手持注射器，取肛门至坐骨结节的连线中点进针，朝向坐骨棘方向，穿刺至坐骨棘内侧，回抽无血后，注入利多卡因10ml，然后一边退针一边继续注入剩余药物。可单独使用，也可与会阴局部浸润麻醉方法联合使用。②会阴局部浸润麻醉：一手示、中指伸入阴道，另一手持注射器在拟切开部位周围扇形注入麻醉剂，以浸润皮内、皮下及阴道前庭黏膜下组织。③必要时请麻醉科人员使用硬膜外麻醉。

4. 生命体征不平稳、血肿较大、出血量多者，应积极吸氧、开放两条静脉通路、急查血常规及凝血功能、备血，做输血前准备，补血、补液等抗休克治疗的同时手术，监测出血量、血压、心率、呼吸、血氧饱和度、尿量等，并必要时联系手术室准备血肿切开缝合术，联系麻醉师实施硬膜外麻醉，以减轻产妇疼痛。

五、手术操作

血肿的发生可给产妇带来严重的后果，应给予积极预防，做到早期发现，早期正确处理，避免发生产后的严重后果。

1. 对于已局限或出血已经停止的外阴较小血肿，无明显压迫症状，可采用冷敷、理疗、止血等保守治疗的方法，观察待血肿自然吸收。

2. 对于黏膜完整、表浅靠外的小血肿，如继续增大，用 0 号肠线在血肿部位 8 字缝合，再用纱布块压迫，就可以有效预防血肿继续扩大。

3. 对于会阴血肿较大或逐渐增大、血肿较深时，应充分暴露，及时将血肿切开。对于原有缝合伤口的血肿则拆除缝线，清除血块，如无会阴伤口，则于张力最大处切开血肿，清除血块，然后找出出血点，找出腔隙顶端，缝扎止血，再缝合血肿腔，分层缝合，松紧适宜，不留死腔，必要时可置橡皮片引流。对于创面有明显搏动性小动脉出血点者宜先给予结扎或单独止血，首针超过顶端上 0.5~1cm，并结扎牢固。对于无法找到明确出血点者，可八字缝合渗血部位，缝合毕后采用碘伏纱布填塞压迫，术毕留置导尿管，24~48 小时后取出，并使用广谱抗生素预防感染。缝合宜用可吸收缝线。术后可在外阴部冷敷。

4. 缝合完毕后需再次检查产道及切口有无渗血及血肿，并常规进行肛门指检，以了解有无缝线穿过直肠黏膜和有无阴道血肿。缝合前、后均需要清点缝针、纱布及器械数目，避免遗留于体腔。

六、注意事项

1. 如缝合后仍有出血，应考虑到有较大血管损伤或有凝血功能障碍存在，可在给予止血药物、输血输液外针对病因处理。

2. 对无明显出血点或血肿腔不能彻底缝合及止血者，可考虑用带止血药物的纱布条填塞压迫止血，24~48 小时后取出。

3. 防治感染。积血是细菌最易繁殖的场所，尤与产道相通。故患者应给予大剂量抗生素防治感染。为预防感染，血肿局部是否放置引流意见尚不统一，引流的好处是可观察出血和防止积血而继发感染。然而引流不畅或被污染也可招致感染。故引流应视具体情况而定。纠治贫血增强体力也有助于抗感染。

4. 如果会阴血肿合并肛门内外括约肌的损伤，建议缝合后禁食或无渣半流食，口服大便软化剂或口服泻药，产后避免便秘。

5. 避免缝合打结过程中过度用力，否则会造成产妇不适感或者组织的切割伤。

6. 严格执行无菌操作原则。应充分暴露损伤部位，尽量在直视下操作，避免因盲目操作致缝线穿透直肠壁。

7. 低年资医师应酌情视血肿大小、时间长短等情况，请高年资医师上台缝合。

七、结局评价

1. 术后严密观察产妇的自觉症状和生命体征情况。产妇出现头晕、胸闷、出冷汗、面色苍白等低血压表现时，必要时复查血常规、凝血情况，监测产妇的休克指数，及时排除产妇是否仍有活动性出血，是否补血补液量不足。

2. 重视产后疼痛的评估。产妇产后疼痛的部位一般为伤口处，性质为隐痛或刺痛，多数产妇能忍受。当产妇出现疼痛评分增加、性质为胀痛、不能忍受时，需警惕血肿的形成，应及时进行检查和处理。外阴伤口水肿疼痛严重者，以95%酒精湿敷或50%硫酸镁热敷或局部理疗。

3. 由于血肿对伤口周围、肛周及生殖道、尿道的压迫，使产妇容易发生排尿、排便困难。小的血肿应鼓励产妇积极排空膀胱，保持产妇膀胱自然解尿功能，对不能自行排尿者应给予留置导尿。大的血肿或血肿位置偏上，可直接给予留置导尿，以免影响伤口缝合。产后由于伤口疼痛，产妇常不敢自行排便，可鼓励进食粗纤维食物、口服促排便药物等保持大便通畅，必要时灌肠协助排便。

4. 保持外阴清洁。每次便后会阴擦洗，勤换护垫，以侧切口反向卧位，术后每日检查伤口，了解有无感染征象、愈合情况，如发现伤口感染时，应及时将缝线拆除，有脓肿者应切开排出脓液，并给以抗感染治疗，产后42天复查打开窥器，观察伤口愈合情况、缝线吸收情况及有无阴道瘢痕挛缩等。

八、并发症

1. 外阴血肿常发生在阴唇、会阴或肛提肌及盆筋膜之下，主要症状为产后即刻或数小时出现会阴剧烈胀痛，局部迅速增大，触痛明显，表面呈紫色肿块。血肿增大压迫直肠、尿道时，还可出现肛门坠胀感和排尿困难，出血严重者可崩裂局部黏膜致血液外流，甚至引起大出血、贫血、失血性休克、DIC、感染等，严重者危及产妇生命。

2. 阴道血肿在症状不明显时通过外边观察很难发现，也被叫作隐蔽性血肿，初期症状不明显，当出现局部胀疼明显时血肿已经到很大的范围了，处理起来也十分困难。当肛诊或阴道检查触到境界不清，有弹力感或波动感，触痛明显，表面黏膜呈紫色，向阴道内突出的肿块时即可诊断。阴道侧壁上2/3受损，血液可沿盆筋膜向上蔓延，因该处组织疏松，症状常不明显，早期诊断有一定困难。血肿范围往往超出盆腔，下腹部扪及质韧、压痛的肿物以及子宫被推向一侧时才做出诊断。而阴道侧壁及后壁下1/3主要为肛提肌，血管破裂后血液渗透到肌层，被坚韧的盆筋膜挡住，向阴道壁周围和向下蔓延形成外阴、阴道血肿。血肿压迫直肠和尿道，出现阴道胀痛、大便坠胀和尿路症状，出血多时可崩裂阴道黏膜而外流，或压迫黏膜引起局部坏死，导致继发性出血。阴道穹窿深部血肿常沿骨盆侧壁上延直达闭孔窝部位，常无阴道出血症状，必要时需经彩超或 CT 确诊。

3. 外阴部血肿表露易于发现，而阴道血肿，阴道旁、直肠旁血肿及阔韧带血肿因深藏盆腔。若出血不多，血肿不大可被忽视，只有血肿较大，出现局部或周围脏器压迫症状、疼痛、低热或不明原因的贫血，或出血发生较快呈急性贫血、面色苍白或休克表现时才被发现。

九、技术拓展

产道血肿简单者，处理也较容易；而复杂的血肿，如发生于阴道旁、直肠旁或阔韧带血肿，多不易及早发现，且随血肿的胀大，累及范围较广时，牵涉到盆膈上、下及阔韧带均可同时积血，故手术处理并不容易，应周全考虑，以止血为首要目的。

1. 阴道旁和直肠旁血肿。若较小血肿而局限，处理同前；若较大血肿，且渐增大并出现压迫症状者，则应将血肿切开引流，沿阴道侧壁的下 1/3，清除积血，并结扎出血血管。若找不到出血点，只有大片渗血时，可用凝胶海绵、止血药物喷洒或贴敷创面，阴道内填塞纱布条压迫 24~48 小时后取出。估计有排尿困难者放置保留导尿管。已发生感染者应作彻底引流。

2. 阔韧带血肿。不再继续出血和增大的阔韧带较小血肿，亦无子宫破裂时，可给予止血药和抗生素严密观察。若伴子宫不完全破裂、破裂或严重休克和出血者，不论血肿大小，应立即剖腹探查，做阴腹联合手术的准备。因阔韧带处外侧有输尿管及髂血管、前有膀胱后靠直肠，处理时切勿再发生损伤。缝扎止血应仔细、彻底、准确，如有条件应行髂内动脉结扎或腹主动脉阻断术，既可立即止血，又能从容寻找出血点。对于清创血肿创面，可予以止血凝胶喷洒，或用止血明胶海绵等压迫缝合创面。如阔韧带血肿系子宫破裂、不全破裂者，根据裂伤严重程度及患者年龄、生育要求局部有无感染等情况，决定行子宫切除术或行单纯修补术。术后常规做腹膜外引流以便观察有否再出血和防止积血及继发感染。如保守观察，或手术处理后再次出血和休克，应再次手术探查做彻底止血。

十、预后

1. 小血肿往往不出现症状，仅在检查时发现，待自然吸收后无不良影响。

2. 大血肿会使产妇出血过多、贫血、感染、伤口愈合不良，若伤口形成血肿后又重新缝合，会增加了患者的痛苦，增加感染机会。严重的会引起产妇大出血、休克，甚至危及生命。远期还可因为缝合过紧或缝合时伤口对合不良，引起阴道挛缩，影响产妇夫妻性生活。

参考文献

［1］谢幸，孔北华，段涛，等. 妇产科学［M］. 9 版. 北京：人民卫生出版社，2018：205–206.

［2］刘兴会，漆洪波. 难产［M］. 北京：人民卫生出版社，2015：402–409.

［3］ 中华医学会妇产科学分会产科学组，中华医学会围产医学分会．中华医学会产科指南手册［M］．北京：中华医学电子音像出版社，2014：57-65．

［4］ 丁焱，李笑天．实用助产学［M］．北京：人民卫生出版社，2018：396-402

［5］ 龚云辉，桂顺平，周容，等．产后出血早期识别的研究进展［J］．中华妇幼临床医学杂志（电子版），2015，11（3）：402-406．

［6］ 刘兴会，张力，张静．《产后出血预防与处理指南（草案）》（2009）及《产后出血预防与处理指南（2014年版）》解读［J］．中华妇幼临床医学杂志（电子版），2015（4）：433-447．

［7］ 陆红霞，屠蕾，宋嘉雯．产后子宫主韧带会阴血肿产妇1例护理［J］．上海护理，2021，21（3）：67-68．

［8］ 陈珠凤，王薇．会阴血肿18例治疗体会［J］．现代中西医结合杂志，2007，16（5）：641．

［9］ 王秀霞．预防顺产会阴血肿的护理［J］．中国保健营养（下旬刊），2013，23（11）：6727-6728．

［10］刘兴会，贺晶，漆洪波．助产［M］．北京：人民卫生出版社，2018．

第二章　人工破膜术

第一节　基础知识

胎膜由羊膜和绒毛膜组成，是附着于胎盘周缘的膜性组织。它呈半透明囊状包裹羊水和胎儿。妊娠过程中胎膜逐渐扩展，至妊娠 4 个月时，扩展停止，覆盖了约 70% 的子宫腔。由于胎膜无血管和神经支配，胎膜的绒毛膜中含有退化的绒毛小叶滋养细胞，有学者认为胎膜可能只是妊娠中退化了的绒毛小叶，在妊娠中只起包裹胎儿和羊水的作用。但目前的证据表明，胎膜是妊娠期间功能活跃的组织之一。胎膜不仅保护胎儿，还表达和分泌多种因子，参与妊娠维持、胚胎发育和分娩。

羊膜的形成和结构：羊膜位于胎膜的最内侧，与羊水毗邻，厚度为 0.08~0.12mm。羊膜的形成伴随着羊膜腔的出现。羊膜腔最早形成于胚泡着床过程中胚胎内细胞团与相邻滋养细胞之间的腔隙。随着羊膜腔的扩展，羊膜囊逐渐将生长中的胚胎包裹入羊膜腔内，覆盖于羊膜囊表面的即为羊膜的上皮层。

根据羊膜的部位，可以将其分为覆盖于胎盘绒毛膜板（基底板）表面的胎盘羊膜、覆盖于脐带表面的脐带羊膜和羊膜囊壁的折返羊膜。最新研究表明，进入产程及未足月胎膜早破的羊膜组织存在羊膜上皮细胞向成纤维细胞的转化。此种转化与胎膜破裂和分娩启动相关，但发生机制目前不明确。

绒毛膜的形成和结构：绒毛膜是退化的绒毛小叶，位于羊膜的外侧，厚度约为0.4mm。随着胚泡滋养细胞向母体子宫内膜植入，植入极的滋养层开始出现绒毛小叶样结构，并逐渐演化为胎盘结构。受精第3周，非植入极的绒毛小叶随着胚泡植入和生长血液供应减少，从而生长停滞并逐渐退化，小叶间隙闭锁。绒毛膜板、残留绒毛小叶和滋养层外壳发生融合，形成致密的绒毛膜。随着羊膜腔的扩大和胚外体腔缩小，绒毛膜与覆盖于羊膜腔内面的羊膜逐渐靠近，共同形成胎膜。绒毛膜可大致分为3层。其内侧是来自中胚层的结缔组织，与羊膜疏松地相连；中间为基底膜；外侧为滋养细胞层。

第二节 人工破膜术

人工破膜是在分娩过程中人工刺破羊膜囊，羊水流出，促进产程进展以及加强宫缩。适用于宫口扩张 ≥ 3cm、无头盆不称、胎头已衔接而产程延缓者。破膜可使胎头直接紧贴子宫下及宫颈内口，反射性引起子宫收缩，加速产程进展。注意破膜前要检查胎儿有无脐带先露、人工破膜时机应在宫缩间歇期，破膜后要注意检查有无脐带脱垂，同时观察羊水量、性状和胎心变化。破膜后宫缩仍未改善者可考虑应用缩宫素加强宫缩。

一、适应证

1. 宫颈已成熟，胎头已衔接，宫口扩张 ≥ 4~5cm，宫缩乏力，产程停滞，但无头盆不称者。

2. 临产后宫缩乏力者，同时可观察羊水性质，及早发现胎儿宫内窘迫。

3. 部分性、边缘性前置胎盘，以及胎盘早剥患者一般情况尚好者，可降低宫腔压力。

4. 产钳术、胎头吸引术等的术前准备。

5. 急性羊水过多，有严重压迫症状。

6. 过期妊娠宫颈已成熟，胎头已入盆。

7. 妊娠期高血压疾病不应继续妊娠者。

8. 妊娠期肝内胆汁淤积症。

9. 确诊死胎或胎儿严重畸形，如脑积水，无脑儿。

10.具备以下条件，引产时先破膜。

（1）宫颈条件成熟。

（2）先露紧贴宫颈。

（3）先露固定。

二、禁忌证

1.胎头高浮或者胎位不正，如孕妇出现此情况时，不能人工破膜，因为这样可能导致脐带脱垂。

2.急性阴道炎，患有急性期炎症的孕妇也不能人工破膜，因为这可能造成细菌上行感染，引起急性羊膜炎、新生儿肺炎、子宫内膜炎、产褥期感染等。

3.有明显头盆不称。

4.有明显产道梗阻患者。

5.宫颈不成熟的患者。

6.横位臀位等胎位异常，经阴道分娩有困难的孕妇也不宜人工破膜。

7.前置血管。

8.中央型前置胎盘。

三、术前评估

1.孕妇宫缩情况。

2.孕妇孕周，是否有合并症。

3.胎先露，胎方位，听取胎心音。

4.膀胱充盈情况，孕妇合作程度，自理能力。

5.有无头盆不称，胎位异常。

6. 了解脐带绕颈情况，有无隐性脐带脱垂，胎盘位置。

7. 羊膜囊局部是否正常，有无血管。

四、术前准备

准备行人工破膜术前与产妇及家属交代人工破膜的意义，告知产妇应如何配合，消除孕妇恐惧心理。

1. 备胎心监护、心电监护、体温计、清洁产褥垫、备阴道窥器、血管弯钳、长针头。

2. 医务人员刷手戴无菌手套，戴口罩帽子。

3. 患者排空膀胱后取膀胱截石位。

4. 常规消毒外阴及阴道。

5. 术前听胎心，胎心正常者，方可行人工破膜。

6. 术前检查宫口开大情况、胎先露情况，臀位、横位的孕妇不宜人工破膜。

7. 了解宫缩情况，注意在两次宫缩间期行人工破膜。

8. 破膜后监测胎心，避免出现过频过强宫缩，必要时予硫酸镁静推抑制宫缩。

五、手术操作

1. 患者取膀胱截石位，常规消毒外阴及阴道。

扫码看视频

2. 破膜前应先听胎心，只有胎心正常，胎儿没缺氧的孕妇可破膜。

3. 检查宫口开大以及胎先露的情况，在两次子宫收缩的间隔期也就是没有子宫收缩的时候进行人工破膜。

4. 做好上述准备工作后，医生在宫缩间歇期间，用左手示指、中指伸入阴道引导，右手持有齿钳钳夹，撕开胎膜。如羊水流出不多，可用手指扩大破口或将先露部位稍向上推，使羊水流出。

5. 羊水过多者，应以羊膜穿刺针或者针头深入宫颈内刺破胎膜，穿刺点应略高于子宫口水平，使羊水沿针头流出。羊水大量涌出时，应将手堵住宫口，使羊水缓慢流出，防止急骤流出而引起腹压骤降性休克、胎盘早期剥离、脐带脱垂或胎儿小部分娩出。

6. 如果破膜困难，可以更换长针头刺破胎膜，注意避免损伤胎儿头皮。

7. 破膜后手指留在阴道内，观察 2 次宫缩，产检破膜后宫口开大情况。

8. 破膜后观察羊水情况，看羊水是否清亮，有无粪染。

9. 破膜后注意监测胎儿胎心，观察是否有胎心减速，观察宫缩强度改变。

六、注意事项

（一）熟悉作用机理

1. 人工破膜后，宫颈前列腺素含量增加，在前列腺素的作用下，贮存在白细胞内的胶原酶及弹性蛋白酶释放，进而导致胶原降解，宫颈成熟，宫颈软化，宫口扩张，加速产程。

2. 人工破膜后，羊膜细胞中溶酶体释放磷脂酶 A2，其有促使前列腺素的合成作用，可使血清和羊水的前列腺素突然增多。大量的前列腺素可促进宫体平滑肌之间缝隙连接的形成，增加缝隙连接点，可使子宫肌层的收缩易于传播，子宫出现协调而有力的收缩，从而使产力增加。

3. 人工破膜后，胎头直接接触和压迫子宫颈，使宫颈旁神经丛受到刺激，导致催产素释放增加，宫缩的强度增加。

4. 人工破膜后产妇心理因素对产程的影响：人工破膜后，缩短了产程，解除了产妇对分娩的恐惧。虽然分娩是一种生理现象，但对产妇来讲毕竟是一个较大的生理变化和心理刺激，许多产妇处于一种害怕、紧张的情绪中，致使中枢神经系统发生功能紊乱，导致交感神经兴奋性和机体对外界刺激敏感度增强，产妇的痛阈及适应性降低，体内儿茶酚胺分泌增加，去甲肾上腺素分泌减少，导致宫缩乏力。采用人工破膜加快产程，使产妇看到希望，解除了恐惧和焦虑，更有助于宫缩协调，有利于产程进展。

（二）操作过程

人工破膜操作时动作要轻柔，在手指的指引下，血管钳应紧贴胎膜，钳尖张开约 1cm 轻轻钳起胎膜，轻轻牵拉看看有无阻力，如果阻力过大应重新开始，以免夹伤宫颈和胎儿。每次操作都应仔细检查血管钳上有无胎儿的毛发，或有无羊水流出。

（三）医患沟通

手术相关问题探讨人工破膜术作为产科常用的一种方法，简单容易操作。如果处理不当，也会引起纠纷。因此要认真对待，应注意以下几点。

（1）术前要告知。

（2）要有适应证。

（3）要无菌操作。

（4）动作要轻柔。

（5）操作时要避开宫缩期。

（6）破膜后要密切观察宫缩情况。

（7）术后出现异常情况及时判断及处理。

（四）其他

1. 破膜前应做全面病史询问和检查，确定孕妇无经阴道分娩的禁忌证。

2. 破膜前应消毒外阴和刷手，监测体温，严格无菌操作，防止感染，保持外阴清洁。

3. 破膜应在宫缩间歇期进行，以防止羊水栓塞。

4. 破膜后观察羊水性状，可见羊水流出，呈清亮液体。羊水呈黄色或黄绿色或稠厚糊状深绿色表示有胎粪污染，疑胎儿窘迫，羊水过少者须及时处理。

5. 破膜前后应监测胎心音，观察胎心变化。

6. 严密观察产妇的一般情况、宫缩等，先露未完全入盆者，禁止下地活动。

7. 用 Bishop 评分评估人工破膜的效果，< 3分，人工破膜均失败，应改用其他方法。4~6分，50% 患者成功，7~9分，80% 患者成功，> 9分均成功。故宫颈成熟度差者，破膜前宜用苯甲酸雌二醇药促进宫颈成熟。

8. 破膜时不要向上推动胎头；破膜后应立即听胎心；不要让羊水流出过快，预防脐带脱垂，如发生脐带脱垂，应立刻抬高臀部，在严格消毒条件下，徒手上推胎头，用手保护脐带，避免脐带受压，立即行剖宫产挽救胎儿生命。回纳脐带往往脐带仍滑出，延误抢救时间。

9. 破膜时正确判断胎膜，避免损伤胎儿头皮、面颊、阴囊等。

10. 破膜后 6 小时尚未发动宫缩，应静滴催产素，如 > 12 小时，应用抗生素预防感染。活跃期停滞，人工破膜后观察 1 小时，宫缩无加强，再使用小剂量缩宫素。

11. 破膜 12 小时后如未分娩者予抗生素预防感染。

12. 如破膜后孕妇出现宫缩过强或过频，应酌情给予干预。

七、结局评价

1. 对于无合并症孕妇来说，早期人工破膜会使剖宫产率、新生儿窒息发生率显著降低，并且人工破膜并不使脐带脱垂以及产褥感染的发生率增加，因此在对人工破膜指征、方法予以严格掌握的前提下，对孕妇实施人工破膜是一项值得推广的产程干预手段，值得临床对其给予关注。

2. 有研究表明，合并高危因素的孕妇人工破膜后剖宫产率，以及新生儿窒息、新生儿死亡、羊水污染的概率比无合并症孕妇的高。

3. 人工破膜可缩短产程，加快产程进展，减轻孕妇痛苦，无明显母婴不良影响，安全有效，简便易行。

八、并发症

1. 脐带脱垂：破膜可能增加脐带脱垂的发生。

2. 胎儿小部分脱出。

3. 腹压骤降性休克、胎盘早期剥离。

4. 破膜后的宫内感染：有报道称破膜24小时后分娩者中，菌血症的发生率为17%，由于抗生素的应用，临床症状可以不明显。

5. 羊水栓塞：破膜后，出现较强宫缩，羊水及其内容物可进入血液循环，有可能发生羊水栓塞。

6. 胎儿窘迫：破膜后宫缩加强，胎头直接受压，胎儿负荷有所增加，迷走神经兴奋，出现一过性胎心减慢。

九、技术拓展

长期以来，产程时限的长短及新生儿窒息发病率一直是产科工作者关注的问题。人工破膜术在临床应用较普遍，其作用早已被公认。多数学者主张在产妇宫口开大4~5cm时实施人工破膜术为宜。

也有人认为在产程进展缓慢或观察 2 小时无进展时考虑人工破膜术。

随着技术的发展，涌现出了很多新型人工破膜装置，目前可见到的人工破膜装置有以下几种。

1. 血管钳：传统破膜装置，若前羊水形成不明显，胎膜紧贴胎头表面，为避免针头损伤头皮，则以左手中、示指伸入阴道引导，右手持有齿钳钳夹并撕破胎膜，退出有齿钳，用手指扩大胎膜破裂口，观察羊水流出情况。

2. 破膜针：传统破膜装置，若前羊水囊形成明显，则在宫缩间歇期，用右手中、示指夹持 12 号针头，将其送至宫颈口，向前推进少许，刺破胎膜，使羊水缓慢流出。

3. 新型人工破膜针

（1）本装置由五个部分组成：①针头；②涡轮壳体；③摇杆；④集液箱；⑤涡轮。

（2）使用方法：使用时，将破膜针置入患者阴道中，手握住把手，拇指放在摇杆上，晃动拇指进行转动摇杆，从而带动涡轮旋转，液体会从针头流向涡轮壳体，顺着导管流入到集液箱中，然后进行化验。

4. 人工破膜钩：棒体与穿刺钩的连接处牢固，穿刺钩锋利，便于手术，创伤小。

5. 人工破膜器

（1）本装置包括套管，套管内设置通气腔，通气腔内安装活塞和拉杆，活塞与拉杆的前端连接，拉杆的后端穿出套管外，套管的前端安装刀头。

（2）用此工具医务人员可不用手指在阴道内反复操作进行破膜，以避免产妇上行感染的概率。在破膜手术中，它可先将羊水膜与胎儿相脱离，然后进行破膜，有效地提高了手术的安全性，不会划伤胎儿、避免胎儿感染。

十、预后

1. 孕妇：严格消毒的人工破膜不明显增加剖宫产概率、不增加产褥期感染的概率，少数因破膜损伤宫颈或阴道壁，分娩后需仔细检查软产道，避免此类情况造成不良后果。

2. 新生儿：少数新生儿因手术操作造成头皮破损，头皮血肿以及其他部位皮肤破损，感染。

参考文献

［1］ 何国琳，刘兴会. 新产程下潜伏期的管理［J］. 实用妇产科杂志. 2017，33（3）：168-170

［2］ 刘铭. 产程管理和干预措施［J］. 中国实用妇科与产科杂志，2016，32（8）：730-734.

［3］ 宋贵玉，乔宠. 人工破膜的历史与现状［J］. 中华产科急救电子杂志，2018，7（3）：135-139.

［4］ 傅小英. Foley 导管水囊联合人工破膜用于足月引产的前瞻性随机对照研究［J］. 中国妇幼保健，2016，31（23）：5198-5200.

［5］ 张杰. Foley 球囊联合人工破膜在足月引产中的临床应用效果［J］. 航空航天医学杂志，2016，27（11）：1341–1343.

［6］ 张新丽，李玉琴. 血糖控制良好的妊娠期糖尿病引产时机探讨［J］. 糖尿病新世界，2018，21（17）：7–9.

［7］ 王玲，陈兵. 择期引产干预与自然临产对妊娠期糖尿病患者分娩方式及分娩结局的影响［J］. 糖尿病新世界，2018，21（15）：40–42.

第三章　臀位助产技术

第一节　基础知识

臀位是胎位异常中较常见的一种，占足月胎儿的3%~4%。依据胎儿双下肢姿势分为单臀先露、完全臀先露、不完全臀先露。

臀先露围产儿病率及死亡率均远高于枕先露。国外报道其围产儿死亡率为枕先露的5.5倍，其原因与早产、胎膜早破、脐带脱垂有关，同时与产时窒息和产伤、滞产、产后出血、感染、软产道裂伤等有关。

一、臀位造成的原因

1. 胎儿在宫腔内活动过大，产妇腹壁松弛、羊水过多或胎儿较小等，胎儿在宫腔内活动过于自由。

2. 胎儿在宫腔内活动受限，初产妇腹壁紧张。双胎、羊水过少及子宫畸形等，影响胎头不能自然下转。

3. 胎头衔接受阻，骨盆狭窄、头盆不称、前置胎盘、软产道阻塞及脐带过短等。

4. 胎儿畸形，如脑积水、无脑儿等，不易以胎头衔接入盆。

二、臀位纠正的方法

胸膝卧式转胎。原理：胸膝卧位可使胎臀退出盆腔，增加胎头转为头位的机会。步骤：孕妇解尽小便，放松裤带，跪在铺有软物的硬板床上，头贴床上，侧向一方，双手前臂伸直置于头的两侧，胸部尽量与床贴紧，臀部抬高，大腿与小腿成直角。频率：每日两次，开始时每次 3~5 分钟，以后增至每次 10~15 分钟。

三、臀位分娩的方式

关于臀位分娩的方式，目前仍存在争议。大致可分为两种倾向：一种倾向于剖宫产，对足月臀先露的产妇，择期剖宫产术可以减低围生儿死亡率及严重疾病的发生率，而且母亲分娩期并发症并未增加。在很多设备完善的医院，足月臀先露已成为择期剖宫产的一项指征。另一种建议在严格选择的前提下实施阴道分娩，但成熟臀位儿阴道分娩是否安全、臀位阴道分娩率应为多少才适宜？这一问题仍争论不休。应该明确一点，胎儿必须是单臀先露或混合臀先露（足先露除外）并且已除外其他明显的胎儿的先天异常后，方能选择经阴道分娩。但对于部分产程进展迅速而没有足够的时间行剖宫产术的孕妇，或由于错误的观察或缺乏及时诊断，直到第二产程才诊断臀先露等情况时，臀位阴道分娩则无法避免。

第二节 臀位助产术

一、适应证

1.死胎或估计胎儿于出生后难于存活者。

2.具备下列条件者：孕龄 ≥ 34 周、单臀或完全臀位、估计胎儿体重 2000~3500g（尤适合于经产妇）、胎头无仰伸、骨产道及软产道无异常、无其他剖宫产指征。

3 无禁忌证而孕妇及其家属要求施行者。

二、禁忌证

1.骨盆狭窄或软产道异常。

2.足先露。

3.估计胎儿体重 > 3500g。

4.B 超见胎头仰伸者。

5.B 超提示脐带先露。

6.妊娠合并症或并发症如重度子痫前期、心脏等。

三、术前评估

臀位临产的孕妇进行常规检查评价后，确定符合臀位助娩的条件，进行持续胎心监护。需通知高年资助产士、产科医生以及儿科医师，再次与产妇及家人讨论分娩方式并确定选择经阴道分娩。

四、术前准备

1. 用物准备：接产包、利多卡因、10ml注射器、无菌手套、后出口产钳，新生儿复苏台、气管插管等复苏器材和药品。

2. 操作准备

（1）排空膀胱，必要时导尿。

（2）行阴道检查，确定臀位类型、宫口是否开全、先露的高低、是否破膜及有无脐带脱垂。

（3）分娩过程中持续胎儿胎心电子监护。

（4）初产妇或会阴较紧者要行会阴切开术。

（5）做好新生儿抢救准备。

五、手术操作

扫码看视频

（一）臀位助产法第一步

臀位助产立足于"堵"。即适度用力阻止胎足娩出阴道。使宫缩反射性增强，迫使胎臀下降，胎臀与下肢共挤于盆底，有助于宫口和软产道充分扩张。

1. 堵臀：见胎儿下肢露于阴道口时，即用一消毒巾盖住阴道口，并用手堵住。每次宫缩时以手掌抵住，防止胎足早期脱出。这样反复宫缩可使胎臀下降，充分扩充阴道，直至产妇向下屏气强烈，手掌感到相当冲力时，即准备助产。

2. 娩出臀部：待宫口开全，会阴膨起，胎儿粗隆间径已达坐骨棘以下，宫缩时逼近会阴时，作会阴切开。然后趁一次强宫缩时嘱产妇尽量用力，助产者放开手，胎臀及下肢即可顺利娩出。

3. 娩出肩部：助产者用治疗巾裹住胎儿下肢及臀部，避免胎儿受冷空气刺激而引起呼吸以致将羊水和黏液吸入。助产者将双手拇指放在胎儿背部髂骨边缘上，其余四指放在臀部侧方，紧握胎儿臀部徐徐转动，骶左前向左侧，骶右前向右侧转动45°，使双肩径落于骨盆前后径上。

边旋转边向下牵引直至胎儿脐部露于阴道口外，将脐带轻轻向外牵引出数厘米，以免脐带绷得过紧影响胎儿循环。

继续向外、向下牵引胎儿躯干的同时，助产者须逐渐下蹲，向下、向外用力牵拉，使胎儿前肩部分暴露于耻骨联合下。

助产者的示指和中指顺胎肩滑至胎儿肘关节，并将其钩住使上肢紧贴胎儿胸部，顺势牵拉拔出。切勿钩住肱骨、尺骨和桡骨，以免造成长骨骨折。然后助产者用左手拇指、示指及中指将胎儿双足紧紧钳住提起胎体，并将胎体尽量提举，胎头后肩显露于阴道口，再依前法取出后臂。

4. 娩出胎头：将胎背转至前方，使胎头矢状缝与骨盆出口前后径一致，助手迅速在母体耻骨联合上方加压，使胎头俯屈入盆，然后用下述两法之一娩出胎头。

（1）胎头枕骨达耻骨联合下时，将胎体向母亲腹部方向上举，甚可翻至耻骨联合上，胎头即可娩出。

（2）后出头法：将胎体骑跨在术者左前臂上，同时术者左手中指伸入胎儿口中，上顶上腭，示指及无名指附于两侧上颌骨；术者右手中指压低胎头枕部使其俯屈，示指及无名指置于胎儿颈部两侧，先向下牵拉，同时助手在产妇下腹正中向下施以适当压力，使胎儿保持俯屈。当胎儿枕部低于耻骨弓下时，逐渐将胎体上举，以枕部为支点，使胎儿下颌、口、鼻、眼、额相继娩出。

（二）臀位第二助产法（扶持法）

要点立足于"拔"，只应用于单臀位。接生过程中始终保持胎儿的小腿伸直折叠于胎体上，压住交叉在胸前的双臂使之不致上举，压住胎儿颏部使胎头不致仰伸。单臀位时显露为臀及双侧大腿，周径较大，遇到的阻力较大，千万不能像臀位第一助产法那样堵先露部，而是要很好地指导孕妇屏气用力使先露部尽早排出。

第二产程宫缩不佳、产程有延长趋势时，可静脉滴注缩宫素加强宫缩，帮助胎先露部娩出。当胎臀及双侧大腿显露后，助产者可使胎背朝向上略斜向一侧，让臀部的最大径（股骨粗隆间径）适应骨盆出口面的斜径。助产者用手紧握胎臀的两侧，拇指压在胎儿腿部，其余四指在骶部。

每次宫缩时将胎体及双腿向上抽拔，宫缩间歇期助产者拇指及其他四指顺着胎腿及胎体下滑至阴道口，使双腿紧贴胎体不致脱出阴道口外。

胎儿双上肢被压在大腿下交叉于胸前，提拔肢体与双腿时，将上肢同时拔出，由于双肩保持于骨盆出口斜径上，故出肩一般无困难。

出肩后双腿仍然保持原位压住胎儿颈部，使胎头不致仰伸，再继续将胎体及双腿向耻骨联合、母体腹部方向提举，胎头即可保持俯屈位顺利娩出。

若在提举胎体过程中下肢或上肢脱出，则为第二助产法失败，只有改用第一助产法娩出胎体、胎肩及胎头以完成分娩。

六、注意事项

后出头娩出顺利与否是臀位阴道助产分娩成功的关键。后出头困难可由多种失误造成，这时及时、正确的处理及其技巧显得尤为关键。一旦发生后出头困难，处理上则较为棘手，处理不当可引起诸多围产儿并发症，甚至死产。后出头困难可由下列多种失误造成。

1. 子宫颈口未开全若胎头娩出困难时，由于宫颈未开全即强行牵出胎体所引起，致使宫颈形成一痉挛性的缩窄环卡在胎儿颈部，助产者越抽拉胎体，此环越紧。因此发生此情况时切忌继续牵拉胎体，即刻宫颈注射利多卡因，若仍不能松弛，可用全身麻醉，必要时可使用特制的臀位后出头产钳娩出胎头。

2. 胎头仰伸在胎臀娩出后，应随宫缩逐渐娩出胎体和胎肩，若牵拉过急，会使牵拉着力于胎颈部而造成胎头仰伸；或娩出胎头时未等胎头枕骨达耻骨联合下方，就过早将胎体上翻造成胎头过度仰伸。仰伸的胎头将以枕颏径入盆，盆腔内旋转困难，胎头难于娩出。此时术者可将手伸入阴道，压胎儿上颌部，使胎儿颏部俯屈向胎胸部靠拢，并让助手在母体耻骨联合上加压于胎头枕部，两者配合让胎头俯屈即可使胎头娩出。

3. 胎头成枕直位　胎肩内旋转尚未完成时术者就急于向外下牵引，可使胎头以枕直前位嵌顿于入口前后径上而不能入盆。这时应在宫缩间歇期将胎背再回复到侧方，使双肩位于骨盆入口前后径上，术者以一手在阴道内协助胎头额部与胎肩同时配合转动，从而保证胎头的双顶径衔接于骨盆入口的前后径上，使胎头入盆。

4. 胎头成枕后位臀位助产未按分娩机制进行，还可能误将胎儿牵成枕后位。此时若胎头俯屈良好，可牵引胎体至鼻根抵达耻骨联合下，再将胎体举过耻骨联合上方，使胎头按枕、顶、额的次序娩出。

若胎头俯屈不良，胎儿下颏卡于耻骨联合上，先上提胎体，以保持胎体前屈。术者将手伸入阴道，上推胎枕部使胎头俯屈，再向下牵引，让胎儿额部移向耻骨联合下，继续向下牵引胎体，同时自阴道按压胎儿额部、上颌，胎儿口鼻，即可自阴道娩出。

5. 胎臂上举与不按分娩机制操作并牵引胎体过急有关。因胎儿上肢与头被阻于骨盆入口以上不能下降，牵拉胎体感到阻力大，难以暴露肩胛下缘，如强行牵拉，势必损伤胎儿。解脱受阻上举上肢的方法有以下两种。

（1）放置胎体法：如左骶前位右上肢上举，逆时针旋体，右肩胛、右上臂和前臂就可自耻骨弓下滑出，再顺时针旋转胎体，即可娩出另一上肢。

（2）牵拉上肢法：如右骶前位右臂上举，术者以右手经胎儿前肩背侧伸入阴道内，沿肱骨压上臂，使之自胎儿面部及胸前滑向阴道内，同法滑动胎儿的左上臂，两肩及两上肢就可娩出。旋转胎体法较易掌握，也不会发生上肢骨折，牵拉上肢法较为困难，有时需在全麻下操作。

如遇两臂环抱于颈后，可将两法结合使用，即先将胎体向一侧旋转 180° 使一臂脱离枕部，术者伸手帮助娩出后再反向转 180° 以解脱另一胎臂。

七、结局评价

（一）母体结局

1.产道损伤：反思是否在子宫口未开全时行阴道助产、牵引或后出头产钳术；堵臀时间是否足够，是否过长；操作是否规范，手法是否粗暴。胎儿胎盘娩出后，常规检查宫颈，疑有子宫破裂应行宫腔探查。如有先兆或完全破裂者，应立即剖腹探查，按破裂程度与部位决定手术方式。

2.产后出血：臀先露不能均匀有力地压迫子宫下段，加之手术操作机会多，产后子宫收缩无力及软产道损伤性出血的机会也增加。

3.产褥感染：产后给予抗生素预防感染。

（二）围产儿结局

1. 颅脑及脊柱损伤：切忌在胎头未入盆时强行牵拉胎体造成小脑幕撕裂、脊柱损伤或断裂。

2. 臂丛神经损伤：多发生在臀位胎头未入盆强行牵拉胎体，或强行牵拉胎臀都可造成臂丛神经损伤。臂丛神经损伤重在预防，一旦发生只有等待其自然恢复，损伤严重者往往需要半年以及更长的时间恢复。

3. 骨折：骨折损伤重在预防，切忌使用暴力。

4. 胎儿及新生儿窒息：做好新生儿复苏准备。

八、并发症

（一）母体并发症

1. 产道损伤：多与以下因素有关。

（1）子宫口未开全行阴道助产、牵引或后出头产钳术。

（2）堵臀时间不够或过长。

（3）操作不规范，手法粗暴。胎儿胎盘娩出后，常规检查宫颈，疑有子宫破裂应行宫腔探查。有先兆或完全破裂者，应立即剖腹探查，按破裂程度与部位决定手术方式。

2. 产后出血：与臀先露不能均匀有力地压迫子宫下段，从而不能诱发良好的子宫收缩有关。加之手术操作机会多，产后子宫收缩无力及软产道损伤性出血的机会也增加。及时发现并积极处理难产，预防滞产，可有效预防产后出血。

3.产褥感染：产后给予抗生素预防感染。

（二）围产儿并发症

1.颅脑及脊柱损伤：胎头仰伸未能入盆，应设法使其俯屈，并使胎头选择适当的径线（以枕横位）入盆，切忌在胎头未入盆时强行牵拉胎体造成小脑幕撕裂，脊柱损伤或断裂。

2.臂丛神经损伤：臀位胎头未入盆强行牵拉胎体，或强行牵拉胎臀都可造成臂丛神经损伤。臂丛神经损伤重在预防，一旦发生只有等待其自然恢复，损伤严重者往往需要半年或更长的时间恢复。

3.骨折：是最常见的并发症。胎臂上举最易造成锁骨或肱骨骨折，违反分娩机制的助娩可导致下肢骨折。骨折损伤重在预防，切忌使用暴力。

4.胎儿及新生儿窒息：做好新生儿复苏准备。

九、技术拓展

（一）压迫法接生时机的选择

完全臀位和不完全臀位的堵臀时间不够时，胎足或胎臀虽已露于阴道口，但子宫颈口未必开全，阴道更未充分扩张，此时进行臀位阴道助产，可造成胎儿损伤及胎体胎头娩出困难。反之，堵臀时间过长，宫颈及阴道早已充分扩张，胎臀已达盆底，如继续阻止娩出，会造成宫缩过强，胎盘缺血、缺氧而使胎儿窒息，严重时可使子宫下段过度扩张而发生破裂。

宫缩时，助产者以消毒巾覆盖阴道口用手掌堵住胎肢，经若干次宫缩后胎儿臀部下降至盆底，双下肢亦盘曲于胎儿腹部前形成完全臀位，此时阴道充分扩张，外阴膨隆，肛门松弛，宫缩时助产者感到较大的冲击力，在阴道外口可见或触及胎儿的外生殖器、肛门或臀部。这时宫颈口必定开全，可准备接生。

（二）扶持法的掌握

行扶持法时未循骨产道的轴向操作，不向上翘，或翘得不够高，往往会阻碍胎儿顺利娩出。此外，扶持法的原理为尽量利用两腿上翘，增加臀部及大腿间周径的总和，有利于充分扩张宫颈及阴道，同时还可将脐带保护在两大腿之间，免受压迫。因此，胎臀及胎体余部娩出之前，切忌先取出下肢的不当操作，以免造成宫颈阴道扩张不全或脐带受压。

十、预后

1. 产妇：宫颈裂伤，外阴阴道裂伤，阴道血肿，盆底组织损伤、尿失禁。

2. 胎儿：新生儿窒息，缺血缺氧脑病，脑瘫，新生儿死亡。

参考文献

[1] 刘兰华. 异常分娩中臀位助产术的临床应用

效果探究［J］. 临床医学研究与实践，2017，
2（13）：137-138.

［2］ 田辉. 异常分娩中臀位助产术的治疗效果研
究［J］. 中国继续医学教育，2018，10（22）：
81-83.

［3］ 刘文娜. 异常分娩中臀位助产术的临床应用
效果观察［J］. 中国医药指南，2018，16（28）：
117-118.

［4］ 徐婉妍，徐小凤，麦今宝，等. 异常分娩中
臀位助产术的运用分析［J］. 中国地方病防
治杂志，2017，32（4）：476~478.

［5］ 张务洁. 异常分娩中臀位助产术的临床应用
效果分析［J］. 大家健康（上旬版），2017，
11（10）：201-202.

［6］ 宋俊霞，孔令普. 臀位助产术在异常分娩中
的临床应用效果［J］. 实用医药杂志，2017，
34（8）：723-724.

第三节　臀位牵引术

臀位分娩时，胎儿由下肢开始直至胎头全部由助产者手法牵引娩出者称臀位牵引术，除双胎妊娠第二胎娩出、第二产程停滞且有剖宫产禁忌证以及胎儿已经死亡时才应用臀牵引术，其在现代产科学中已极少应用。

一、适应证

臀位牵引术常在紧急情况下施行，产道多未充分扩张，对母子有较大的危险，因此指征明确方可施术。具体指征如下。

1. 双胎妊娠第二胎臀位娩出。

2. 臀位分娩第二产程停滞且有剖宫产禁忌证。

3. 死胎或估计胎儿于出生后难于存活者。

4. 胎儿窘迫或脐带脱垂。

5. 产妇有严重合并症如心力衰竭，须立即结束分娩，存在剖宫产禁忌证，且无剖宫产条件。

6. 横位内倒转术后。

二、禁忌证

1. 骨盆狭窄或软产道异常。

2. 宫口未开全及近全。

三、术前评估

臀位临产的孕妇进行常规检查评价后，确定符合臀位助娩的条件，进行持线胎心监护。本手术常在紧急情况下施行，产道多未充分扩张，对母子有较大的危险，需通知高年资助产士、产科医生以及儿科医师，再次与产妇及家人讨论分娩方式并确定选择经阴道分娩。

四、术前准备

1. 用物准备：接产包、利多卡因、10ml 注射器、无菌手套、后出口产钳，新生儿复苏台、气管插管等复苏器材和药品。

2. 操作准备

（1）排空膀胱，必要时导尿。

（2）行阴道检查，确定臀位类型、宫口是否开全、先露的高低、是否破膜及有无脐带脱垂。

（3）分娩过程中持续胎儿胎心电子监护。

（4）初产妇或会阴较紧者要行会阴切开术。

（5）做好新生儿抢救准备。

五、手术操作

1. 牵引下肢根据臀先露的不同，采取单足或双足牵引法和腹股沟牵引法。

（1）足先露牵出下肢法：同臀位助产压迫法。

（2）混合臀先露牵出下肢法：胎臀与胎足一起降至阴道口，不需要进行压迫法，直接进行臀位牵引法。

（3）单纯臀先露牵出下肢法：当胎儿部分胎臀和外阴露于阴道外口时，说明宫口已开全，助产者即可腹股沟牵引法行臀位牵引术。即以一手示指钩住腹股沟按产轴向下牵引。

当后腹股沟也能钩到时则另外一只手同时钩取、双手一起牵引，则双下肢伴随胎臀下降娩出。

2. 牵出胎臀牵出胎儿双下肢后，当前臀露于阴道口时，稍向前牵引，则胎臀娩出。

3. 牵出肩部及上肢同臀位助产压迫法。

4. 牵出胎头后出头法，同臀位助产。

六、注意事项

同臀位助产。

臀位牵引术常由于在软产道未经充分扩张的条件下迫使胎儿娩出，增加了分娩的难度和并发症率，甚至造成死产，因此需严格掌握指征，只有在胎儿有紧急情况如宫内窘迫、脐带脱垂、母体危急而宫颈已开全时，甚至在麻醉条件下方能实施。多数专家认为，只要剖宫产还来得及抢救母子，宁愿采用剖宫产术而不要采用臀位牵引术。臀位牵引术对胎儿危害极大，重则丧失生命，轻则也可带来严重的并发症。

七、结局评价

（一）母体结局

1. 产道损伤。

2. 产后出血。

3. 产褥感染。

（二）围产儿结局

1. 颅脑及脊柱损伤。

2. 臂丛神经损伤。

3. 骨折。

4. 胎儿及新生儿窒息。

八、并发症

1. 新生儿颅内出血。

2. 新生儿脊柱损伤：臀牵引时易发生，损伤多发生在第七颈椎和第二胸椎之间。

3. 新生儿臂丛神经损伤：与娩出胎头时过度牵引有关。

4. 新生儿膈神经损伤：与过度牵引颈部有关，表现为呼吸困难，透视可见膈肌升高，膈肌随吸气呈反向运动。

5. 新生儿骨折：是最常见的并发症。胎臂上举最易造成锁骨或肱骨骨折，违反分娩机制的助娩可导致下肢骨折。

6. 胎儿及新生儿窒息。

九、技术拓展

如果胎臀在盆腔内的位置较高而又急于娩出胎儿，宫口近开全，若一手伸入阴道能钩到前腹股沟者，则向下牵拉。如牵引困难，另一手可握持于腕部助力。

若胎臀在盆腔内的位置较高而行腹股沟牵引法困难时，则需下拉一侧或双侧下肢。在麻醉时子宫充分松弛的情况下，用手沿着前侧大腿进入宫腔，越过弯曲的膝关节抓住胫骨下部和足部。

一旦牵拉出一侧或双侧胎足，则以示指和中指夹住胎足向下牵引。当取出前腿后，若有可能再按同法取出后腿，以双手牵引出下肢，否则即做单足牵引。

十、预后

1. 产妇：宫颈裂伤，外阴阴道裂伤，阴道血肿，盆底组织损伤、尿失禁。

2. 胎儿：新生儿窒息，缺血缺氧脑病，脑瘫，新生儿死亡。

参考文献

［1］ 董银芳. 探究异常分娩中臀位助产术的临床应用效果［J］. 世界复合医学，2017, 3（2）：36-38.

［2］ 冯新文. 探讨异常分娩中臀位助产术的临床应用效果［J］. 中国保健营养，2017, 27（15）：

100-101.

［3］ 白伶俐，马娜，马园. 异常分娩中臀位助产术的临床应用效果探讨［J］. 科学养生，2019，22（10）：213.

［4］ 徐婉妍，徐小凤，麦今宝，等. 异常分娩中臀位助产术的运用分析［J］. 中国地方病防治杂志，2017，32（4）：476~478.

［5］ 张务洁. 异常分娩中臀位助产术的临床应用效果分析［J］. 大家健康（上旬版），2017，11（10）：201-202.

［6］ 宋俊霞，孔令普. 臀位助产术在异常分娩中的临床应用效果［J］. 实用医药杂志，2017，34（8）：723-724.

第四章　产钳助娩术

第一节　基础知识

一、骨盆组成及分布

骨盆由骶骨、尾骨、髂骨、坐骨和耻骨（后三者称为"髋骨"）组成。成人的髋部由 4 个关节构成：左骶髂关节、右骶髂关节、骶尾关节和耻骨联合关节。

1. 髂骨呈扇形，是构成髋骨的三块骨中最上端也是最大的部分。髂骨与骶骨连接形成骶髂关节，呈"L"形，位于髂骨后上方，由一个垂直向的"短臂"（垂直平面）和一个相对横向的"长臂"（前后向平面）构成。弧形的髂骨上缘，就是髂嵴。手指沿着髂嵴稍向下方到达髂骨的前缘，触到一个骨性的突起，是髂前上棘，是许多软组织的附着点（如缝匠肌）。在髂前上棘稍向下的位置，可以触到另一个骨性突起，就是髂前下棘，股直肌的部分附着于此。沿髂骨后缘向下触摸到的骨性突起是髂后上棘，也是软组织的附着点。

2. 坐骨比髂骨窄，位于髂骨下方和耻骨后方。坐骨有一个非常容易触及的部位，叫作"坐骨结节"，是重要的骨性标志。

3.耻骨是髋部三块骨骼中最靠前也是最小的一块。耻骨体坚硬、呈扁平状，左右两块耻骨形成耻骨联合关节，该关节由一块纤维软骨连接。耻骨上缘有一个骨性突起称作"耻骨结节"，是腹股沟韧带的附着点。

4.骶骨呈三角状，位于腰椎底部，形成骨盆腔的后面。人出生时骶骨是 5 块独立的骨骼，16~18岁开始融合，34 岁时完全融合为一块骨骼。骶骨与髂骨连接处形成骶髂关节。骶骨可视为腰椎的延续，双侧骶髂关节形似"非典型关节突关节"。

5.尾骨是整个脊柱的终端，称为"尾椎骨"，由 3~5 块（一般为 4 块）尾椎椎骨形成。

6.耻骨联合关节是非滑液性纤维软骨微动关节，连接左右两侧耻骨，成人仅有 2mm 的移动，可能存在 1° 的旋转；孕期及产后期的女性活动度会增加；而关节面的形状以及内收肌和腹肌的收缩也可能影响到耻骨联合关节的运动。透明软骨覆盖了耻骨末端，并与耻骨联合中间的纤维软骨相连接，耻骨联合关节拥有强壮的上侧和下侧韧带，而后侧韧带却很薄弱。

7.骶髂关节位于骶骨与髂骨之间，真正的滑膜关节，结构包括关节囊、滑液、关节软骨和滑膜。

8.骶髂关节的韧带，骶髂关节稳定性部分是由附着在上面的韧带提供，能够保证关节的完整性和抗剪切力。直接与骶骨相连的韧带有：骶结节韧带、骶棘韧带、骨间韧带和骶髂背侧长韧带。髂腰韧带影响骶髂关节稳定性的同时也影响腰椎的稳定。

二、骨盆的构成

骨盆由骶骨、尾骨、两侧髋骨组成，以及连结它们的关节、韧带装置构成。骨盆可分为大骨盆和小骨盆。从第5腰椎和第1骶椎的连接处，向两侧弓状线、耻骨梳至耻骨联合上缘的连接线为界，上方为大骨盆，两侧壁为髂骨翼和后壁为第5腰椎，前壁为腹壁肌肉；下方为小骨盆，为一空腔，叫骨盆腔，后壁为骶、尾两骨；两侧壁为髂骨体、坐骨体和坐骨支；前壁为耻骨。小骨盆有上口和下口（或入口和出口）。上口是大小骨盆的分界线，下口则由尾骨尖、两侧坐骨结节、耻骨联合下缘及骶结节韧带围成。小骨盆上口平面与水平面构成的角度为骨盆倾斜角，平均为 60°。

第二节　产钳助产术

产钳助产术是指在产妇进入第二产程后，由产科医师借助产钳作为牵引力或旋转力协助胎头及胎儿娩出的产科手术。产钳助产术具备剖宫产术和胎头吸引术不能具有的独特优点，非其他产科手术所能完全取代，在产科临床工作中具有非常重要的地位。正确而熟练地应用产钳助产技术，可以有效地缩短第二产程，对产妇及胎儿有利。

◎目的：

1. 缩短第二产程，帮助产妇顺利完成阴道分娩。

2. 降低剖宫产率，减少母儿损害的发生。

◎根据助产时胎儿骨质部所到的位置，美国妇产科协会（ACOG）2000 年的分类标准如下。

1. 出口产钳

（1）在阴道口不用分开阴唇就可以看到胎儿头皮。

（2）胎儿骨质部已到达盆底。

（3）矢状缝位于骨盆前后径上，或为左枕前、右枕前或左枕后、右枕后。

（4）胎头位于或在会阴体上。

（5）胎头旋转不超过 45°。

2. 低位产钳

（1）胎头骨质部最低点位于或超过坐骨棘水平下 2cm，但未达盆底。

（2）旋转 45°或少于 45°（左枕前或右枕前转至枕前位，或左枕后或右枕后转至枕后位）。

（3）旋转超过 45°。

3. 中位产钳：胎头衔接但先露在坐骨棘水平下 2cm 以上。

4. 高位产钳：在上述分类中未包括的。

一、适应证

1. 产妇患有各种合并症及并发症，需缩短第二产程，如心脏病心功能Ⅰ～Ⅱ级哮喘妊娠期高血压疾病等。

2. 宫缩乏力，第二产程延长。

3. 胎儿窘迫。

4. 剖宫产胎头娩出困难者、臀位后出头困难者。

5. 胎头吸引术失败者，经检查可行产钳者用产钳助娩，否则改行剖宫产。

6. 早产。

二、禁忌证

1. 不具备产钳助产条件者。

2. 异常胎方位如颏后位、额先露、高直位或其他异常胎位。

3. 胎儿窘迫，估计短时间不能结束分娩者。

三、术前评估

结合产妇精神状态、有无膀胱充盈、骨盆条件、宫口扩张情况、胎方位及胎头位置综合评估是否使用产钳助产。

（一）全面的腹部及阴道检查

1. 宫口必须开全、胎心存在、阴道检查产道异常、明确胎方位、胎头双顶径平面已通过宫颈口。

2. 胎膜已破。

3. 胎头已经衔接，无明显头盆不称，即胎头已降入骨盆腔达到盆底，阴道检查胎头颅骨无明显重叠，其矢状缝已与骨盆出口前后径平行或接近。

4. 胎先露已达 S+2 或以下（即胎头骨质部达坐骨棘平面以下 2cm），胎头无明显变形。

5. 胎方位明确，先露部应是枕先露、面先露的颏前位或者用于臀位后出头。

（二）交代病情

1. 产妇：采取保护性医疗，让产妇理解手术能帮助其尽快分娩，取得产妇配合。

2. 家属：需讲明产钳的适应证、术中及术后可能出现的并发症。

四、术前准备

（一）孕妇方面

1. 术时取膀胱截石位。

2. 常规消毒外阴，置放钳叶前导尿排空膀胱。

3. 行双侧会阴阻滞麻醉或持续性硬膜外麻醉，为避免会阴撕伤，可行会阴切开术。

4. 拔除导尿管。

5. 无菌技术。

（二）医务人员

1. 医务人员需经过操作培训。

2. 必要的设备及后援人员。

3. 须有助产失败后的补救方案。

4. 预测可能出现的并发症（如肩难产，产后出血）。

5. 训练有素的新生儿复苏人员。

（三）用物准备

产钳、利多卡因、20ml 注射器、外阴切开剪、新生儿复苏台、气管插管等复苏器材和药品。

五、手术操作

（一）术前操作

扫码看视频

1. 物品准备：备齐用物，特别检查产钳的性能，将用物放在合适的位置。

2. 术者准备：着装整齐，戴口罩、帽子，洗手，穿无菌衣，戴无菌手套。

3. 导尿：常规导尿排空膀胱。

4. 阴道检查：阴道检查应轻巧、仔细、确切，应全面了解会阴、阴道有无异常；骨盆大小、形态，有无头盆不称；宫口是否开全，有无脐带脱垂；胎膜是否破裂；胎头位置、胎方位。

5. 麻醉：常用会阴神经阻滞麻醉。

6. 会阴侧切：侧切剪开要够大，一般需剪开4cm 左右，剪子与中线成 45° 角。

（二）产钳助产

操作步骤基本分为 5 步：放置、扣合、检查、牵引、取出。

1. 低位及出口产钳使用方法

（1）产妇取膀胱截石位。

（2）常规消毒外阴，铺消毒巾，导尿。

（3）阴道检查：再次行阴道检查，确定宫口已开全，检查胎头方位及进展平面。检查胎头方位有以下两种方式。

①用手指触摸囟门大小及位置，如大囟在左前方则为枕右后位，若出现头皮水肿（产瘤）则会影响判断。

②全手触摸胎儿耳郭，仔细辨别耳郭所指方向，从而确定枕骨位置。触摸囟门位置和产瘤大小、胎方位及先露下降平面，再次排除头盆不称。

（4）行会阴侧切：大多采取会阴侧切，自会阴后联合向左（右）侧 45° 方向侧切，切断组织为阴道后壁黏膜，会阴皮肤及皮下组织，会阴浅、深横肌，部分肛提肌及其筋膜。

（5）放置产钳左叶：左手握产钳左叶垂直向下，右手中指、示指深入胎头与后阴道壁之间，右手掌向上。将产钳左叶沿着右手掌深入右手掌与胎头间，右手指慢慢向胎头左侧并向内移行，产钳左叶随手掌向左向前移，最后使产钳位于胎头左侧顶颞部。

（6）放置产钳右叶：右手垂直握右钳柄垂直向下，以左手中指、示指伸入阴道后壁与胎头之间，引导右钳叶缓慢滑向胎头右侧，到达与左侧对称的位置。

（7）合拢钳柄：两个产钳放置在正确位置后，左右产钳锁扣恰好吻合，左右钳柄内面自然对合。

（8）检查钳叶位置：再次检查产钳位置，钳叶与胎头之间有无夹持宫颈组织。

（9）扣合锁扣。按以下所述检查产钳的放置是否正确。

①后囟应该在两钳叶中间，"人"字缝与两钳叶的距离相等。

②后囟应该在产钳胫水平上方一指宽度。如果此距离超过一指，牵引力会使胎头仰伸而以一个较大的直径通过骨盆。

③矢状缝全长应该与钳胫的平面正垂直。如果胫与矢状缝有斜角会导致牵拉力非对称性传导，即沿着眉乳突方向。

④两钳叶两侧可扪及的空窗部分应该均等。实际上，这个空窗的空间应该很小，仅能容纳一个手指伸入。

（10）牵拉产钳。阵缩来临时指导产妇屏气，并用右手保护会阴，左手向外、向下牵引胎头，当先露部拨露时，应逐渐将钳柄向上旋转使胎头逐渐仰伸而娩出。牵拉产钳的方向具体如下。

①牵拉方向：低位产钳时，开始时水平牵拉，然后逐渐上抬至几乎呈垂直水平。先水平方向牵拉，再持续用力，水平牵拉，最后保护会阴，斜向上牵拉后垂直牵拉，最后撤下钳叶。

②牵拉过程应尽可能模拟自然分娩，牵拉应有间歇，在宫缩间歇期保持胎头固定，但紧急情况下可持续牵拉以尽快娩出胎头。

③何时停止及放弃产钳操作应依靠经验；如果按规范操作牵拉 3 次无进展，则应考虑剖宫产。

（11）取出产钳：当胎头双顶径露出会阴口时

应取出产钳。按照放置产钳的相反方向先取出右叶产钳，再取出左叶产钳，随后娩出胎体。

2. 后进胎头产钳术

后进产钳特点为产钳钳柄比较长，钳柄弯曲与骨盆弯曲方向相反，独特的结构给钳叶提供了较大的扩展空间，从而减少了胎头所受的压力。

适用于臀位分娩后进胎头娩出困难或手法娩出胎头失败者。使用前提条件是胎儿上肢已经娩出，胎头已经入盆并转正。

其优点在于实施过程中下垂的钳柄使得产钳可以直接放置于胎头两侧，而不必过高地上举胎体，以避免损伤胎儿颈部。缺点在于钳叶的骨盆弯曲曲度小，在实施过程中容易引起会阴部的损伤。具体操作方法如下。

（1）胎儿上肢及胎肩娩出后，胎头已经入盆且为颏后位时，方能使用。放置产钳前，应再次确定胎头的方位。

（2）施术时助手使用手术巾包裹并提起胎体，同时将胎体移向母体的右侧，移动过程中胎体保持成水平位，术者采取跪式或低坐位，左手执产钳左叶，沿骨盆左侧上置产钳左叶于胎儿左耳上。

（3）助手将胎体移向母体的左侧，移动过程中胎体保持成水平位，术者以右手沿骨盆右侧壁置入产钳右叶至胎儿右耳上。

（4）合拢锁扣，钳柄置于术者右手手掌上，中指放于钳胫之间的空隙中，向下牵引，至会阴口显现颏部后，边牵引边向上抬高钳柄以顺应骨盆轴的弯曲弧度。牵引的同时，术者右手的拇指在钳柄上方要抓住胎儿的股部，左手的示指、中指下压胎儿枕骨下区域，固定胎儿颈部。

（5）向上抬高钳柄接近水平位，俯曲牵引娩出胎头。

3. 面先露的产钳助产术产钳

适用于颏前位的手术助产。钳叶沿枕颏径方向置于胎头侧，此时盆弯指向胎儿颈部，向下牵引，待颏部出现在耻骨联合下时，钳柄向上牵引，随后鼻、眼、眉及枕部顺序娩出。在颏后位，不能应用产钳助产，该种胎方位无法行阴道分娩。

4. 剖宫产术中产钳助产术

剖宫产术中胎头高浮或胎头较深入盆腔时，用手娩出胎头会遇到困难，须用剖宫产术所用的短柄产钳娩出胎头。

剖宫产所用产钳因柄短，钳叶仅有胎头弯曲，现主要用于横切口，子宫切口较低、胎头高浮者。

（1）双叶产钳术：用右手检查确定胎头方位，如为持续性枕后位时，以右手示指伸入胎儿口内，使胎面转向宫壁切口，拭去胎儿鼻腔内羊水。

产钳放置在胎头两侧枕颏径上，产钳的弯面朝向骨盆，先向上牵引产钳使胎头仰伸，直至颏部完全显露于子宫切口外，然后将产钳柄向母体腹部方向压，使胎头屈曲，便于牵出胎头。

（2）单叶产钳术：当胎头双顶径在子宫切口稍上方或胎头双顶径已达切口，可选用单叶产钳滑在胎儿顶额部或面额部与子宫壁之间，直至产钳滑到其头弯位于胎头的一侧后，始于宫缩时轻轻将胎头撬出，助手可推压宫底以协助。

5. 瘢痕子宫产钳助产术

对于有剖宫产史的孕妇试产应特别注意了解上次剖宫产术指征、术式、胎儿体重、胎儿是否健存、胎儿或新生儿死亡原因以及术后是否有异常发热、感染等情况。如上次剖宫产原因为绝对指征如骨盆明显狭窄、畸形、软产道异常，或上次手术指征此次又复存在，或此次又有新的剖宫产适应证，或妊娠晚期、临产后原手术瘢痕处有明显压痛，或有子宫先兆破裂征兆者均应再次剖宫产。

如产妇无以上情况，本次孕期产前检查正常，距上次手术时间大于 2 年，估计本次胎儿体重不超过上次，且胎位正常者可考虑阴道试产，产程中需认真观察产妇和胎儿的情况，尤应注意瘢痕部有无压痛，如产程进展顺利亦应缩短第二产程，应用低位产钳助产是比较妥当的分娩方式。

六、注意事项

1. 阴道检查要仔细，正确了解胎头骨质最低部及双顶径的高低，以及矢状缝方向和胎儿，可指引钳匙放在胎儿两侧面颊部。

2. 放置产钳后，进行阴道检查，了解是否有软产道组织位于产钳内。试扣产钳，如钳物不易合拢，应仔细查找原因后再做适当的调整及处理，不可强行用力合拢钳锁。

3. 扣合产钳后，进行试牵，应在宫缩时再牵引产钳，用力要均匀、适当，速度不宜过快，也不能将钳柄左右摇晃。

4. 当胎头大径即将娩出时，应减慢牵引，与助手协作，保护会阴，防止会阴撕裂。

5. 如牵引 2 次，胎先露仍不下降或产钳滑脱，改为剖宫产，以免失去抢救胎儿的时机。

6. 检查新生儿有无损伤并处理。

7. 会阴水肿可予冰敷。

8. 防止产后出血。

9. 出院前行阴道及直肠检查。

七、结局评价

1. 产钳术的优势与胎吸助产术相比，产钳术所引致的新生儿并发症如头皮血肿、视网膜出血等明显减少，助产成功率高，适用于早产分娩的助产，但对母体软产道的损伤明显高于胎吸助产。

2. 以下特殊情况不宜行产钳助产

（1）施术者无实施产钳的经验。

（2）胎位不明确，胎头未入盆、胎方位异常，如面先露、额先露等。

（3）腹部及盆腔检查疑为头盆不称。

（4）胎儿存在某些病理情况时。选择产钳助产应慎重：胎儿存在骨折的潜在因素，如患有成骨不全症等；胎儿已被诊断或疑患有出血性疾病如血友病、免疫性血小板减少症等。

3. 针对不同个体情况做出个性化的治疗选择，充分评估实施产钳助产的利弊，施术前征得产妇及监护人的书面同意。

4.实施产钳助产前，要充分考虑使用产钳的先决条件，综合评估产妇及胎儿情况，在实施过程中所能得到的产科及新生儿医护人员的支持，施术者使用产钳的熟练度，实施产钳术失败后有无条件改行急诊剖宫产术，对并发症如肩难产、软产道撕伤的修补、产后出血等的处理能力等。评价可行性后宜谨慎使用产钳，并选用最适宜产妇状态的产钳类型，将母婴的并发症降到最低程度。

八、产钳术并发症

（一）母亲方面

1.产道损伤常见，主要是软产道的撕裂伤，如会阴裂伤、阴道壁裂伤、宫颈裂伤。严重时发生会阴Ⅲ度及以上裂伤，会阴Ⅲ度及Ⅳ度裂伤可达8%~12%。大部分情况下实施产钳术都行会阴侧切术，会阴部裂伤除与保护会阴部技术有关外，也和助产时会阴切开口过小、产钳牵引时未按产道轴方向而行暴力牵引、产钳牵引速度过快有关。阴道壁裂伤多为沿会阴侧切口黏膜向上延伸，而在中位产钳时可深达穹隆部，因此术后常规的软产道检查和处理是十分重要的，特别是瘢痕子宫的产钳助产术，一定要检查子宫瘢痕的情况，防止瘢痕破裂导致产妇严重的并发症。Hagadorn-Freathy 等人报道，13%的出口产钳发生Ⅲ度到Ⅳ度的会阴撕伤，低位产钳旋转小于45°者中的发生率为22%，旋转大于 45° 者中的发生率为 44%，而在中位产钳者中的发生率为 37%。

2. 阴道壁血肿。由裂伤出血所致，向上可达阔韧带及腹膜后，向下可达会阴深部。

3. 感染。由于阴道检查、会阴切开、产钳放置、牵引时损伤产道等，均可增加感染机会。

4. 产后出血产道的损伤增加了产后的出血量。

5. 伤口裂开多与术前多次阴道检查及切口裂伤较深、缝合时间过长等有关。

6. 远期后遗症。术时盆底软组织损伤，可后遗膀胱、直肠膨出或子宫脱垂等。严重的损伤还可以有生殖道瘘及骨产道的损伤。目前已废弃高、中位产钳，这种损伤已少见。

（二）新生儿方面

1. 新生儿严重头皮水肿。

2. 新生儿头面部擦伤。

3. 新生儿颅内出血损伤：颅内出血胎头位置较高的中位产钳术或产钳旋转不当，均可造成颅内出血，严重者可致新生儿死亡，存活者可发生瘫痪、行为异常、智能低下、脑积水等后遗症。

4. 新生儿其他损伤：面部压痕瘀血、面神经麻痹、眶骨骨折、眼球突出、眼球后出血，甚至颅骨骨折。

5. 新生儿窒息：低位产钳和出口产钳的新生儿窒息率与正常分娩比较差异无统计学意义，而中位产钳的新生儿窒息率与正常分娩比较差异有统计学意义。

九、技术拓展

产钳术技术要求高，较难掌握，要求施术者具各一定的经验和技术操作技巧，同时要熟悉其所用标准器械的适应性、安全性和有效性以及恰当的应用时机。掌握好适应证，熟练而正确地施行产钳助产术，是比较安全而实用的助产方法，在一定程度上可降低剖宫产率，并在降低母儿发病率和新生儿病死率方面起一定的作用。产钳助产不当则可导致母儿严重创伤。在具体实施过程中应注意以下方面。

1. 根据不同情况选择适宜的产钳。

2. 施行产钳助产术前应进行严格的术前评估包括手术的必备条件、适应证、禁忌证等，确定施术的必要性和合理性。经评估是属出口产钳或低位产钳时，可行产钳术；同时，在产程中如出现危及母儿情况，选择产钳不能增加母儿危险性，否则应选择剖宫产术。

3. 放置钳叶后发现钳柄难于合拢或易滑脱时，应取出产钳，行内诊复查，无明显异常者，重新放置产钳，试行牵引，如再次失败应及时改行剖宫产术。

4. 牵引应在宫缩时进行，宜持续缓慢加力，方向要遵循骨盆轴方向，切忌暴力牵引及左右摇摆钳柄。

5. 胎头娩出时注意保护会阴，缓慢娩出胎头，避免严重会阴撕伤。

6.术毕仔细检查会阴、阴道、子宫颈等处有无裂伤；胎儿有无损伤；并再次导尿和肛诊，观察有无膀胱、尿道、直肠损伤，如有损伤立即处理。

7.产后酌情使用抗生素预防感染。

十、预后

1.产后认真缝合，避免产妇软产道血肿、产道裂伤。

2.产妇产后积极行盆底功能评估及治疗，避免远期盆底损伤。

3.掌握产钳时机，避免长时间挤压尿道及生殖道，造成尿失禁、生殖道瘘。

4.术后抗感染治疗，预防感染

5.熟练产钳技术，正确放置产钳，避免出现新生儿面神经损伤、眼球破裂等并发症。

参考文献

［1］赛文艳，姚若进.分娩镇痛下第二产程剖宫产及产钳术 145 例分析［J］.临床与病理杂志，2019，39（11）：2432-2436.

［2］李容芳，徐燕媚，邓琼.新产程标准与助产措施对产钳助产、中转剖宫产和新生儿窒息发生率的影响［J］.海南医学,2017,28(19)：3227-3229.

［3］目思思，肖玲.新产程标准及其助产模式对产钳助产、中转剖宫产和新生儿窒息发生率

的影响 [J]. 中华围产医学杂志，2016，19（4）：315-317.

[4] 王冬梅，马秀华. 低位产钳助产术的助产指征及并发症 141 例分析 [J]. 中国医刊，2015，50（8）：60-62.

[5] O'Brien S, Day F, Lenguerran d E, et al. Rotational forceps versusmanual rotation and direct forceps：A retrospective cohort study [J]. Eur J Obstet Gynecol Reprod Biol, 2017（212）：119-125.

[6] 李爱. 探讨改良式低位产钳术联合无保护会阴助产护理在初产妇中的应用效果 [J]. 世界最新医学信息文摘，2016，16（73）：252-253.

[7] 陈玲. 低位产钳术和剖宫产对产妇和婴儿预后结局的影响比较 [J]. 基层医学论坛，2017，21（35）：5043-5044.

[8] 李北萍. 产妇分娩中产钳术与胎头吸引术的应用 [J]. 世界最新医学信息文摘（连续型电子期刊），2015，15（37）：72.

第五章　胎头吸引术

胎头吸引，是采用一种特制的喇叭样或扁圆帽状空心装置置于胎头顶部，抽吸负压后，吸附于胎头上，通过牵引借以协助娩出胎头的助产方式。胎头吸引技术适应证：产妇有合并症或并发症，需缩短第二产程者；宫缩乏力，第二产程延长者；胎儿窘迫；持续性枕后位或者持续性枕横位，旋转胎头。但须在以下条件必备情况下，才可使用胎头吸引技术：无明显的头盆不称；宫口已开全或者近开全；只用于顶先露；胎头双顶径已达坐骨棘平面，先露骨质部已达坐骨棘 3cm 或以下；胎膜已破。

一、适应证

1. 第二产程延长，包括持续性枕横位，持续硬膜外麻醉致产妇用力差。

2. 需要缩短第二产程，如产妇有高血压、心脏病、哮喘或其他全身性疾病，以及有胎儿宫内窘迫者。

3. 瘢痕子宫、有剖宫产史或子宫手术史，不宜在第二产程过度用力。

4. 轻度头盆不称，胎头内旋转受阻者。

二、禁忌证

1. 头盆不称。

2. 异常胎位如臀位、面先露或胎位不清、胎头未衔接。

3. 无阴道分娩条件如骨盆狭窄、软产道畸形、梗阻。

4. 子宫脱垂或尿瘘修补术后。

5. 巨大儿。

6. 早产（＜34周），怀疑胎儿有凝血功能障碍。

7. 产钳助产失败后。

8. 宫口未开全。

三、术前评估

（一）使用胎头吸引器患者的术前评估

在使用胎头吸引器助产之前应充分评估一些可能对助产结局产生重要影响的因素，这些相关因素包括以下4方面：妊娠和分娩期合并症及并发症、孕妇的心理状态、胎儿的状况以及操作者的技能。

1. 在使用胎吸助产前应充分评估孕妇在妊娠期及分娩期是否存在可能影响阴道分娩的高危因素，如产前出血、妊娠合并心肺疾患等。其次应评估第一产程和第二产程的时间和进展情况。

2. 应评价母亲的全身状况以及是否愿意配合接生者使用胎头吸引器。在使用胎头吸引器助产时，孕妇本人的屏气用力是非常重要的辅助力量。此外，在鼓励孕妇用力的同时，适当应用小剂量缩宫素加强宫缩也是必不可少的。

3. 应评价胎儿的状况包括胎位、胎心以及胎儿体重。在做胎吸助产之前应做详细的阴道检查，排除明显的头盆不称。阴道检查对胎儿的评估应包括胎先露的高低、胎方位、胎头塑形程度、胎头水肿的范围和程度。同时应再次了解骨盆的情况。胎心和胎儿估计体重也是接生者在决定使用胎吸助产时应考虑的因素之一，若估计胎儿体重过大（＞4500g），应考虑发生肩难产的可能，此时应以剖宫产结束分娩为宜。

4. 操作者使用胎吸的技巧及熟练程度是决定胎吸是否成功的重要因素。现在已逐渐意识到这个因素影响手术助产成功与否的重要性。加强对年轻医生手术助产技能的培训，应该是提高手术助产成功率的重要措施之一。

（二）使用胎头吸引器的必备条件

1. 无明显头盆不称。

2. 只能用于顶先露，不适用于面先露、额先露或臀位。

3. 宫口已开全或接近开全。

4. 双顶径已达坐骨棘水平以下，先露部已达盆底。

5. 胎膜已破。

6. 排空膀胱。

7. 术前已向产妇及家属交代可能的并发症，取得知情同意。

8. 若胎吸失败，有条件立即施行剖宫产。

9. 接生者已掌握胎吸助产的技能。

四、术前准备

1. 助产士准备，戴帽子口罩手套，洗手消毒，穿手术衣。检查吸引器有无损坏、漏气，橡皮套是否松动，将导管接在吸引杯上并连接好负压装置。

2. 取膀胱截石位，外阴准备同正常接生。

3. 导尿排空膀胱。

4. 行双侧阴部神经阻滞麻醉，初产妇需常规作会阴侧切口。

5. 阴道检查排除头盆不称等禁忌证，明确胎先露的位置和胎方位。

五、手术操作

（一）手术操作前准备

扫码看视频

麻醉选择因为腰麻和硬膜外麻醉都可能影响产妇屏气用力，故在胎吸助产中不推荐使用。一般采用双侧阴部神经阻滞麻醉或局麻，在紧急情况下也可不用麻醉。

1. 放置吸头器

放置吸引器在吸引器胎头端涂消毒液状石蜡或肥皂冻，左手分开两侧小阴唇，暴露阴道外口，以左手中指、示指掌侧向下撑开阴道后壁，右手持吸引器将胎头端向下压入阴道后壁前方，然后左手中指、示指掌面向上，分开阴道壁右侧，使吸引器右侧缘滑入阴道内，继而手指转向上，提拉阴道前壁，使吸引器上缘滑入阴道内，最后拉开左侧阴道壁，使吸引器完全滑入阴道内并与胎头顶部紧贴。

吸引前检查吸头器附着情况具体步骤如下。

（1）胎头吸引器的中心应位于胎头的"俯屈点"。胎头俯屈点是指矢状缝上、后囟前方二横指（约3cm）处。胎头吸引器的中心应位于这个俯屈点上，在牵引时才能让胎头更好地俯屈并沿骨盆轴方向娩出）。

（2）吸引器的纵轴应与胎头矢状缝一致，并可作为旋转的标志。

（3）牵引前应检查吸引器附着位置。左手扶持吸引器，并稍向内推压，使吸引器始终与胎头紧贴，右手中指、示指伸入阴道内，沿吸引器胎头端与胎头衔接处摸一周，检查两者是否紧密连接、有无阴道壁或宫颈软组织夹入吸引器与胎头之间，若有应将其推开。

2. 抽吸负压

使用50ml注射器抽吸导管，形成负压至所需程度，钳夹橡皮导管。负压形成后，再次检查吸头器，确认无误后开始牵拉。

3. 牵引吸头器

一般采用拉式或握式持吸头器。先试牵拉一下，确认有无漏气或滑脱，然后于宫缩及产妇屏气时按分娩转向开始牵拉。待双顶径娩出时，解除负压，取下吸头器，继之娩出胎儿。

4. 待胎儿、胎盘娩出后，检查产道，缝合会阴切口。

（二）手术操作技巧

1. 胎先露位置及胎头塑形程度的评估

胎先露部高低强调为骨质部分最低点，有时由于产瘤大，在阴道口看到胎发，先露骨质部分却在坐骨棘上 1~2cm 以上，此时若误上胎头吸引器，可能造成吸引器滑脱失败。胎头塑形反映胎头受压的程度，并可分为轻、中、重度，两侧顶骨在矢状缝并拢但不重叠为轻度塑形；顶骨重叠但可以被手指轻轻推开复位称为中度塑形；如果重叠的颅骨不能复位为重度塑形。当胎头发生重度塑形时，常存在胎头俯屈不好或不均倾，此时使用胎吸助产可能增加颅骨损伤的机会。

2. 吸引器的放置

吸引器的中心一定要放在胎头的俯屈点上。吸引器放置不正确可以导致牵引失败。在正枕前位时吸引器的正确放置较容易，但若助产的指征是胎位不正（枕左/右前或枕横位）导致胎头不下降，吸引器的放置会比较困难，且不易牵引成功。在开始抽吸负压和牵引之前，一定要仔细检查吸引器的边缘，避免在吸引器中嵌入母体组织。

3. 牵拉方式

胎吸助产时吸引器的牵引应该是间歇性的，与宫缩及孕妇的屏气用力相配合，在宫缩间歇应放松。拉力方向应与吸引器胎头端的横断面垂直，只有保持沿产道轴方向用力才能用最小的牵拉而使产程进展最大。牵引用力要均匀，不可过大，牵引过程中禁忌左右摇摆，以防吸引器漏气滑脱。

4. 关于吸引持续时间和次数大多数文献报道胎吸助产的牵引次数应不超过3次，持续时间不超过20分钟。

5. 牵引滑脱的处理若因放置困难或负压维持不满意等技术失误导致滑脱可换由经验丰富的医师再次尝试胎吸助产或改用产钳。但如果没有经验丰富的人员在场，最好改行剖宫产结束分娩。若吸引器放置满意和负压维持良好情况下发生滑脱，应高度考虑相对头盆不称，不均倾或巨大儿，建议及时改行剖宫产结束分娩。

6. 吸引器的选择硅胶或软塑料头的吸引器易于安放，对产妇及胎儿的损伤小，是低位或出口助产的理想选择，金属头的吸引器因拉力较大而适用于需要辅助胎头旋转的情况，但同时它可能增加严重头颅损伤的风险，因此需要特殊训练和具有一定经验的人员才能使用。

六、注意事项

1. 产妇必须已经破膜才能实施胎头吸引术。

2. 牵拉吸头器时应配合产力同时进行，以提高助产效果，减轻对胎儿的损伤。

3. 吸头器应安放正确，保持与胎先露部贴合紧密。

4.牵引时间达 10 分钟仍不能结束分娩时，应及时改用产钳术或剖宫产术。

七、结局评价

（一）产妇

1.宫颈裂伤，阴道检查时应确认宫口已开全，及时恢复宫颈组织结构。

2.外阴阴道裂伤，术前应行充分的会阴侧切术。

3.阴道血肿，放置吸引器后必须仔细检查，排除软组织受压。

4.盆底组织损伤、尿失禁，这部分患者产后盆底肌肉功能的恢复和训练，减少尿失禁的发生。

（二）胎儿并发症

1.头皮水肿（产瘤）。产后 12~24 小时自行吸收消退，对胎儿无不良影响。

2.头皮擦伤或撕伤。多因吸引器放置位置不正确，过长时间的牵引以及吸引器突然滑脱，在操作时应注意避免上述错误发生。

3.头皮血肿。因颅骨处骨膜与骨粘连紧密，故血肿易局限，不超越骨缝，边界清楚。

4.帽状腱膜下血肿。因出血发生在疏松的组织内，无骨缝限制，故出血量多，易于扩散，可造成严重的贫血和失血性休克。

5.视网膜出血。这种视网膜出血多为一过性的，不会造成远期的视网膜损伤的后果。

6.新生儿黄疸。新生儿黄疸的发生与头皮血肿及帽状腱膜下血肿有关。

八、并发症

（一）产妇并发症

1.宫颈裂伤多因宫口未开全造成，阴道检查时应确认宫口已开全。若裂口较浅，无活动性出血，可不必缝合，若裂伤较大可用1/0可吸收线缝合，恢复宫颈正常的解剖结构。

2.外阴阴道裂伤多因会阴阴道壁组织弹性差、会阴切口过小所致，术前应行充分的会阴侧切术。在胎盘娩出后应依次进行缝合，先阴道后外阴，对有活动性出血的部位，应先结扎止血，以免失血过多。

3.阴道血肿可因阴道壁被吸入吸引器所致，也可因阴道壁撕伤所致。放置吸引器后必须仔细检查，排除软组织受压。

4.远期并发症盆底组织损伤、尿失禁是胎头吸引助产术的远期并发症。胎头吸引助产术可能造成盆底肌肉及软组织的损伤，造成产后尿失禁，大多数患者症状不是十分明显，但仍可能对其生活质量产生影响。和产钳助产术相比，胎吸助产所导致的尿失禁要轻微一些，但仍应注意这部分患者产后盆底肌肉功能的恢复和训练，减少尿失禁的发生。

（二）胎儿并发症

1.头皮水肿（产瘤）。均有水肿、产瘤形成，但大多为一过性的，产后 12~24 小时自行吸收消退，对胎儿无不良影响。

2.头皮擦伤或撕伤。胎吸助产所致的头皮擦伤和撕伤发生率大约为 10%，大多为轻度的浅表的损伤。其原因多系吸引器放置位置不正确，过长时间的牵引以及吸引器突然滑脱，在操作时应注意避免上述错误发生。

3.头皮血肿。头皮血肿是由于牵引导致骨膜下血管破裂，血液积留在骨膜下形成。因颅骨处骨膜与骨粘连紧密，故血肿易局限，不超越骨缝，边界清楚。小的头皮血肿数日内可自行吸收、消退，不需特殊处理。大的头皮血肿可导致黄疸或贫血，需数周才能被吸收，需给予对症特殊处理。

4.帽状腱膜下血肿。帽状腱膜下血肿是由于外力作用导致连接头皮静脉、颅内板障静脉及颅内静脉窦的血管破裂出血，并沿颅骨外膜与帽状腱膜之间的腱膜下间隙蔓延形成的血肿。因出血发生在疏松的组织内，无骨缝限制，故出血量多，易于扩散，可造成严重的贫血和失血性休克。胎吸助产所致的帽状腱膜下血肿的发生率约为 1%，但若未及时处理，其死亡率高达 25%。因此对所有胎吸助产分娩的新生儿均应随访观察，警惕帽状腱膜下血肿的发生。

5.视网膜出血。文献报道胎吸助产新生儿发生视网膜出血的概率比产钳助产及自然分娩的新生高，具体机制不十分清楚。但这种视网膜出血多为一过性的，不会造成远期的视网膜损伤的后果。

6.新生儿黄疸。新生儿黄疸在胎吸助产新生儿中发生概率较高，但需要光疗的重度新生黄疸在胎吸助产和产钳助产新生儿中的发生率无明显差异。新生儿黄疸的发生与头皮血肿及帽状腱膜下血肿有关。

（三）吸引器助产术后的护理

应仔细检查产妇及新生儿有无创伤。若有软产道损伤，应逐层止血缝合。新生儿常规肌内注射维生素 K，局限性的产瘤和小的头皮血肿一般在产后 24~48 小时内消失，无须特殊处理，要高度警惕帽状腱膜下血肿的发生。

九、技术拓展

1.吸头器内的负压一般要求在 300mmHg 之间，可使用自动负压形成装置，也可使用注射器抽气，金属锥形吸头器一般抽吸 150~180ml，硅胶喇叭形吸头器抽吸 60~80ml。抽吸负压达到所需程度，待产瘤形成后再牵引。

牵引时吸头器漏气或滑脱包括以下原因。

（1）吸头器本身损坏。

（2）负压不足。

（3）吸头器放置有误。

（4）牵引过早。

（5）牵引旋转方向有误。

（6）头盆不称、阻力过大或牵引力过大。吸头器滑脱两次以上者应改用其他助产方式。

2. 胎位不正时应用胎头吸引器。据文献报道在枕横位和枕后位采用胎吸助产的成功率极高，仅有个别病例在胎吸后又改用产钳助产。胎吸助产的一大优点为可以在牵引的同时旋转胎头，尤其是在枕横位时。虽然有作者仍倾向于在胎位不正时采用产钳助产，但若正确使用胎吸助产处理胎位不正，母儿并发症明显低于产钳助产。

3. 剖宫产术中应用胎头吸引器。有文献报道在剖宫产术中使用胎头吸引器取得良好效果。和产钳以及手术医生的手相比，胎头吸引器所占的空间更小，更有利于胎头的娩出，尤其是在胎头高浮时，同时也不易造成子宫切口的撕伤。

4. 双胎分娩中应用胎头吸引器。在双胎阴道分娩时采用胎头吸引器协助第二胎娩出是非常有效的方法，尤其是在宫口未完全开全、胎头高浮时运用胎吸助产可以协助宫口的扩张及胎儿的娩出。此时应用胎头吸引器明显优于徒手牵引或内倒转。

5. 胎头吸引器与产钳的选择。胎头吸引术和产钳在临床上均有应用，各有其优点，非其他产科手术能完全代替，在产科临床实践中有其重要意义。在分娩时选择产钳还是胎吸助产应视母儿具体情况和接生人员的技能而定，二者优缺点比较如下。

（1）产钳牵引力大，胎头吸引术牵引力小，在紧急情况下需要比较快地娩出胎儿时，以产钳为宜，在宫缩乏力时，产钳助产比胎吸助产效果好，牵引多为一次成功。

（2）产钳可以解决异常先露如臀位后出头困难。

（3）胎吸滑脱失败后可改用产钳助产，但应慎重选择病例。

（4）产钳术操作复杂，需要的手术技巧要求高，而胎头吸引术操作相对简单，较易掌握，便于推广普及。

（5）胎头吸引器放置时不需越过胎头进入产道深处，在产道内占用的空间小于产钳，不易对母体软产道造成损伤，很少导致感染。产钳术造成严重软产道撕伤，阴道血肿的风险明显高于胎头吸引术。

（6）产钳术造成胎儿颅脑损伤的风险高于胎头吸引术。

十、预后

1. 产妇：缩短第二产程，帮助产妇顺利完成阴道分娩，降低剖宫产率。

2. 胎儿：减少第二产程延长的胎儿窒息及损伤。

参考文献

［1］彭静，陈雅颂，梁月梅，等. 阴道助产对剖宫产术后阴道分娩母婴结局的影响［J］. 中华产科急救电子杂志，2020，9（3）：180-

185.

[2] 王华英，姚依坤，魏维. 实施新产程后产钳助产指征及围产结局分析 [J]. 山西医药杂志、2019，48（11）：1333-1335.

[3] 刘军英. 探讨产钳术与胎头吸引器两种助产方式对阴道疼痛、SUI 发生及盆底功能的影响 [J]. 医学理论与实 2019，32（10）：1561-1562.

[4] 范芳芳，陈秋花. 胎头吸引阴道助产术与产钳阴道助产术的效果探究 [J]. 当代医学，2019，25（16）：119-120.

[5] 吴云秀. 剖宫产术中单叶产钳助产与常规助产方式的临床比较 [J]. 中国实用医药，2019，17（7）：44-45.

[6] 刘琳. 真空助产及胎头真空吸引术的临床研究进展 [J]. 微创医学，13（2）：199-204.

[7] 秦婕. 胎头吸引助产术与产钳助产术的效果对比 [J]. 基层医学论坛，2018，22（29）：4128-4129.

第六章　毁胎术

毁胎术是经阴道将死胎（或畸胎）分解后娩出的一类手术，其目的在于可缩减胎儿体积，以防止对产妇的损伤。近年来，由于围生期保健的普及，产科并发症如妊娠期糖尿病等引起的巨大儿等发生率降低；随着 B 超诊断技术的提高，绝大多数胎儿畸形也能在孕中期及时发现并处理，孕晚期的胎儿畸形少见；且随着剖宫产手术率及手术安全性的提高，目前因难产处理不及时需施毁胎术者亦大为减少。但在基层医院因围生期保健普及性差，产妇住院较晚，难产时有发生。且当宫颈完全扩张或严重肩难产时，毁胎术可以避免不必要的剖宫产，减少远期并发症，所以有必要培训产科医师掌握毁胎术。常用的毁胎术有穿颅术、断头术、除脏术、锁骨切断术、脊柱横断术等，具体病例具体分析，几种术式可联合应用。当梗阻性难产发生时，对于每一例患者都需要根据实际情况选择个体化措施，做出有效的决定，降低孕产妇死亡或病率，保障孕产妇安全。

第一节 穿颅术

穿颅术指用器械穿破胎儿头颅，排出颅内组织，缩小胎头，以利于从阴道娩出胎儿。

一、适应证

1. 胎儿脑积水。

2. 各种头位的死胎。

3. 臀先露或横位内倒转术后胎儿死亡，胎头娩出受阻。

4. 难产处理过程中，如果胎儿死亡，头先露或臀先露均可行穿颅术，可缩短第二产程，避免会阴裂伤。

二、禁忌证

1. 骨盆入口前后径小于 5.5cm。

2. 虽经穿颅亦不能自然分娩者。

3. 有先兆子宫破裂征象。

三、术前评估

1. 评估宫颈开大情况，子宫颈开全或近开全。

2. 胎头固定或可用手固定于骨盆入口处。

3. 排除先兆子宫破裂征象或子宫破裂者。

四、术前准备

1. 导尿，排空膀胱。

2. 麻醉：术时一般不需要麻醉，必要时加用镇静药或全麻。

3. 将穿颅器、碎颅器、长剪刀、长组织钳、长针头、单叶宽阴道拉钩等消毒备用。

五、手术操作

1. 取膀胱截石位，常规消毒外阴，铺无菌巾，导尿。

2. 阴道检查：检查宫口开大情况，确定胎头囟门及矢状缝的位置、先露部高低等情况，胎膜未破者应先行人工破膜。

3. 固定胎头：阴道放置宽叶拉钩，暴露胎头，直视下用两把鼠齿钳夹住胎儿头皮，使胎头固定。助手可于产妇耻骨联合向下推、压胎头并帮助固定胎头。

4. 切开头皮：阴道拉钩扩开阴道，暴露视野，在两把鼠齿钳之间选择囟门或骨缝部位，切开头皮2~3cm。

5. 穿颅：术者左手牵拉鼠齿钳，右手持闭合的穿颅器，经头皮切口，在直视下沿囟门或颅缝刺入头颅，如不能在直视下进行，则以左手示指、中指指引导穿颅器到达穿刺点，用压力钻力使穿颅器尖端穿透囟门或颅缝，垂直刺入颅腔。不同胎位所取的穿刺部位也不同，顶先露以囟门或骨缝作为穿刺点，颜面先露则经眼窝，或由口腔经上腭刺入，臀位分娩后出头时以枕骨大孔或颈椎刺入。脑积水时颅缝增宽，可用长针头刺入囟门或颅缝放水。

6.破坏排除脑组织：刺入颅内后，打开轴锁，张开穿颅器，旋转并多次张开，进一步扩大穿孔，并向左右旋转以毁碎脑组织，可见脑组织或液体从穿刺口流出，也可用负压吸引管吸引颅腔内脑组织或液体。胎头缩小后，将穿颅器合拢，在左手保护下由阴道取出。

7.碎颅、牵引：经上述操作脑质流出后，胎头体积缩小，少数死胎可随子宫收缩排出，对不能迅速排出者可进行碎颅牵引。

（1）碎颅：用碎颅钳压扎完整的死胎颅底，使头颅体积缩小，胎儿排出。碎颅钳包括两叶和三叶两种。两叶碎颅钳的放置：在左手掌和示指、中指的保护与引导下，右手持实心的内叶，从头颅破口进入颅腔，直达颅底。碎颅钳的 TU 面转向胎儿面部方向，由助手扶持固定。继而在一只手的引导下，将空心的外叶放入胎头外与子宫壁之间。外叶的凹面与内叶的凸面吻合。再次阴道检查，确认无子宫或阴道组织被夹进碎颅钳内，关闭钳板，拧紧螺旋，准备牵引。三叶颅钳的放置：按上法将中叶从穿刺孔插入，直达颅底，然后将第一外叶安放在枕部外面并拧紧螺旋，再放置第二外叶于死胎面部。再次阴道检查，证实未压入子宫颈、阴道等软组织，关闭三叶钳柄，拧紧螺旋，颅廓即被压缩，体积缩小。用三叶钳碎颅与牵引较两叶钳可靠。

（2）牵引：随着牵引，脑质不断流出，头颅体积缩小，并缓慢下降，排出阴道。如碎颅钳放置不够深，或放入双顶部，颅骨可被碎颅钳撕下，但不能牵引胎体下降，则需重新深入放置碎颅钳。当胎头娩出阴道口后，取下碎颅钳。死胎娩出与一般阴道分娩相同。

8.臀位后出头穿颅术的处理：左手向外牵引死胎下肢，右手于子宫颈处摸清胎头枕大孔，在左手引导下，右手持尖剪刀或穿颅器从胎头枕大孔刺入，穿颅器进入颅腔时有失重感，然后转动穿颅器将脑组织破坏并使之排出；胎头明显缩小后，自然娩出。

9.取出胎盘及胎膜，检查是否完整；检查软产道有无损伤。

六、注意事项

穿颅器需用示指、中指将穿颅器刃部固定于穿刺点上，刺入头颅时，必须与头颅面垂直，以免穿颅器滑离胎头而刺伤母体软组织。

1.根据不同胎位选择最佳穿刺部位。以最近阴道口，最易穿透处实施。

2.手术操作要轻柔准确，器械在阴道中必须用手保护，防止软产道损伤。

3.碎颅器放入颅内一定要达颅底，并加颅骨夹牢，以免滑脱。

4.如无穿颅器可用长剪刀代替，再用数把有齿长钳钳夹颅骨作为牵引。

七、结局评价

正确实施穿颅术，可以减少不必要的剖宫产，降低对产妇的损伤，利于产后恢复。

八、并发症

软产道损伤及膀胱、直肠损伤是穿颅术最常见的并发症。

若宫口未开全或骨盆极度狭窄而强行采用穿颅术，所用器械活动受限，有伤及阴道及外阴的可能，断骨、碎骨牵拉时也有可能划伤阴道及外阴。外阴、阴道有炎症、瘢痕时，毁胎术更易导致其损伤。骨盆狭窄或宫颈未开全时行毁胎术，会造成宫颈裂伤，甚至可上延至宫体可导致子宫破裂。

穿颅器放入颅内应直达颅底，并将颅骨夹牢。穿颅器、长剪刀在穿颅时由于某种原因胎头不能固定而滑脱，会伤及宫颈。钳颅器误钳住宫颈，牵拉时可引起宫颈撕脱伤。术后检查阴道宫颈是否裂伤，排除子宫破裂，根据具体情况及时处理。

此外，并发症还包括 产后出血、感染等。可使用宫缩剂预防产后出血，使用广谱抗生素预防感染。

九、技术拓展

1.大部分脑积水胎儿合并脊柱裂脊膜膨出者，可用 6 号吸宫管经脊柱裂孔进入颅腔，脑积液自行流出，胎儿头径缩小后即可顺利牵出。不需行会阴侧切。

2.部分未合并脊柱裂脊膜膨出的脑积水胎儿以及臀位产需毁胎时,可用咬骨钳咬开胎儿胸椎椎管后将 6 号吸宫管从椎管直送入颅腔,吸管接通吸引器,抽吸脑积水、脑组织,头径缩小后即可顺利牵出。不需行会阴侧切。

十、预后

实施穿颅术前,需仔细评估适应证与禁忌证,操作时根据实际情况,选择合适的穿刺点,轻柔操作,避免相关并发症与副损伤发生;并可以避免会阴裂伤,减轻产妇痛苦,对产妇恢复有利,预后良好。

第二节　断头术

断头术用于横位死产，不适于进行内外联合倒转牵引术者。将胎颈断离，使胎儿分成躯干和胎头两部分，然后逐一娩出。

一、适应证

1. 横位死胎无条件实施内倒转者。

2. 双头畸形。

3. 双胎双头绞锁，第一胎已死。

二、禁忌证

1. 宫口未接近开全；胎头位置较高，检查者的手不能触及胎儿颈部。

2. 有子宫破裂或先兆子宫破裂征象。

3. 骨盆明显狭窄或畸形。

三、术前评估

1. 评估宫颈开大情况，子宫颈开全或近开全。

2. 检查者的手能够达到胎儿颈部，产道可以娩出缩小了的胎儿。

3. 排除先兆子宫破裂征象或子宫破裂者。

四、术前准备

1. 导尿，排空膀胱。

2. 线锯或断头钩消毒备用。

3. 麻醉：一般不需要麻醉，宫缩强者可用乙醚麻醉或静脉麻醉。

五、手术操作

1. 取膀胱截石位。常规消毒外阴，铺无菌巾。阴道检查宫口开大及胎儿情况，确定胎头及胎颈部位；放置阴道拉钩，暴露手术野。

2. 断头：将脱出的手臂适当用力向下牵拉，以利操作。手臂未脱出者，可先设法使其牵出。将一端缚有纱布的线锯自胎颈后下方送入宫腔，另一只手自胎颈前方将纱布及线锯拉出即可，如果胎颈位置较高放置困难，可将线锯系于一"顶针"上，套在手指上缓缓带入产道，设法将环由颈后绕送到颈前取出，在线锯两端装上手柄后，来回抽动，即可离断胎颈。

3. 娩出胎体：断头后，术者缓缓牵拉脱出的手臂，即可娩出躯干。

4. 娩出胎头：术者一手牵引胎颈的皮肤，一手伸入宫腔，将中指放入胎儿口内，使胎儿枕骨向上，按娩出臀位出头机转的方法娩出胎头。

5. 取出胎盘、胎膜，检查是否完整；检查软产道有无损伤。

六、注意事项

1. 线锯较锋利，可用一块纱布包住线锯的一端，然后送入，增加手术的安全性。

2. 离断胎颈时不要离断胎颈下面的皮肤，以利于牵出胎头。

3. 娩出胎体、胎头时，可用组织钳夹住胎颈断端皮肤，以防骨骼断端刺伤阴道。

4. 术后严密观察产妇一般情况、脉搏、血压及宫缩、阴道出血情况，注意感染征象。

5. 施全麻者应立即行人工剥离胎盘术，预防产后出血。

七、结局评价

实施断头术时，掌握好适应证，规范轻柔操作，有效避免相关并发症的发生，可利于死胎娩出，减少对母体的损伤，对产后恢复有利。

八、并发症

1. 最常见的并发症是软产道损伤，切断胎颈后颈椎断端锐利，故牵出胎头或胎体时要用手护住断端，以免损伤软产道。

2. 术后需常规检查阴道、宫颈、宫腔，注意阴道出血情况，若发现损伤及时处理。

3. 术后严密观察产妇生命体征，注意宫缩情况，必要时给予宫缩剂。

4. 术后需应用抗生素预防感染。

九、技术拓展

1. 断头后如单胎头无法取出，可用产钳固定，宫颈钳牵引脊柱及周边组织，穿颅及产钳协助胎头娩出。

2.如断头之颈部皮肤也完全断裂导致胎头脱离躯干，可将一导尿管自一侧腋下穿过，套住该上肢，牵拉使其娩出；同法再娩出另一侧上肢，随后躯干娩出。

3.如基层医疗单位不常备线锯，也可应用骨科直径 0.8cm 的钢丝替代线锯行断头术。在医疗条件不足的地区，可用 3~4 根细绸丝扭成一细丝线，或将两个金属避孕环剪断拉开扭在一起，经消毒处理也可应用。

十、预后

线锯断头法安全可靠，操作简单，手术时间一般较短，所用器械构造简单，易于掌握，操作时需仔细轻柔，避免并发症发生，则预后好。

第三节 除脏术

除脏术包括移除胎儿腹部和胸部的内容物，目的是使胎儿体积缩小，从而可以经阴道取出。虽然此术式仅用于死胎，有时也需用于腹部或胸部由于积液或肿瘤而膨胀的胎儿。

一、适应证

1. 忽略性横位，羊水流尽，宫缩强，胎头位置较高，胸腹部挤入阴道内，行断头术困难者。

2. 胎儿胸腹部有畸形或肿瘤、胸腹部过大，阻碍阴道分娩者。

3. 联体畸胎。

二、禁忌证

1. 有先兆子宫破裂征象者。

2. 骨盆明显狭窄或畸形。

3. 宫口未接近开全。

三、术前评估

1. 评估骨盆情况及宫颈开大情况，子宫颈开全或近开全。

2. 排除先兆子宫破裂征象或子宫破裂者。

四、术前准备

1. 导尿，排空膀胱。

2. 长剪刀、胎盘钳或卵圆钳及单叶宽阴道拉钩消毒备用。

3. 麻醉：一般不需要麻醉。

五、手术操作

1. 取膀胱截石位，消毒外阴、阴道，严格消毒脱出的胎儿上肢，铺无菌巾。阴道检查宫口开大及胎儿嵌顿情况，确定胸、腹位置，放置阴道拉钩，暴露手术野。导尿，排空膀胱。

2. 扩张阴道，外牵脱垂之胎手，暴露其胸腔肋间隙或腹腔，选择距阴道口最近部位，在直视下做切口。如胎胸位置较低，可在直视下剪开死胎腋窝或胸廓处皮肤，沿死胎肋间隙剪开胸腔。如胎胸位置较高，助手可将娩出的胎手向胎头侧牵引，术者一只手持长剪刀，在另一只手引导保护下进入宫腔，剪开肋间隙皮肤、肌肉，术者左手入阴道，右手持长剪刀在左手掩护下，垂直慎重剪破死胎腹、胸皮肤，扩张切口，避免斜歪损伤阴道。

3. 扩大肋间隙切口，以卵圆钳入切口，进入胎儿胸部或腹部，夹除其内脏器，使其胸腹腔塌陷，体积缩小，用以下方法娩出胎体。

（1）牵拉胎儿上肢，使胎体折叠娩出。

（2）伸手入宫腔找到胎足，行内倒转以臀牵引术牵出胎儿。

（3）如脱出的胎手不能内回转，可行断臂术。将此手上臂中段皮肤、肌肉切开，将肌肉向肩上推，从肩关节处扭断或用剪刀切断上肢，这样使骨断端有上臂肌肉遮掩，不至于损伤软产道。在脱垂手失去牵拉时行内倒转术，牵出胎足，最后娩出胎儿。

4. 如后出头困难，可加行穿颅术。

5. 取出胎盘及胎膜并检查是否完整，检查软产道有无损伤。

六、注意事项

1. 操作时动作要轻柔、准确。

2. 施行除脏术时，多由腋窝进入，需注意局部解剖。若不能在直视下剪开肋间隙，剪刀操作必须以手指引，防止损伤软产道。

3. 剪开胸壁时，尽可能在直视下进行操作，引导手必须定位准确。剪刀的前端不必张开过大，以免伤及周围组织。

七、结局评价

正确实施除脏术，可减少对母体的损伤，利于产后恢复，改善孕产妇结局。

八、并发症

1. 操作过程中动作轻柔，防止损伤产道或子宫破裂。

2. 术后常规检查阴道、宫颈是否裂伤，及时处理。

3.密切观察产妇的一般情况、血压、脉搏，并注意子宫收缩情况、有无产后出血等。

4.使用宫缩剂，促进子宫收缩，防止产后出血。

5.应用抗生素预防感染。

九、技术拓展

1.除脏术时，如胎胸位置较高，助手尽量向下牵拉出胎臂，以便于暴露及固定。

2.断臂术需从肩关节处断开，此操作需谨慎，沿着骨缝一点一点剪开并扭转，防止骨断端损伤软产道。

十、预后

应用除脏术后，利于死胎顺利娩出，减轻母体分娩时的痛苦，减少损伤，操作时需仔细轻柔，避免并发症发生，则预后好。

第四节　锁骨切断术

锁骨切断术是切断胎儿的锁骨，缩短胎肩峰间径，以利于胎儿娩出的手术。

一、适应证

1. 穿颅术后胎肩娩出困难者。
2. 无脑儿畸形娩肩困难者。
3. 正常活胎胎头娩出后娩肩困难者。

二、禁忌证

1. 骨盆真结合径小于 5.5cm，估计缩小肩径后仍不能经阴道娩出者。
2. 有先兆子宫破裂征象者。

三、术前评估

1. 评估骨盆情况及宫颈开大情况。
2. 排除先兆子宫破裂征象或子宫破裂者。

四、术前准备

1. 备皮、留置导尿。
2. 麻醉：会阴阻滞麻醉，紧急情况下无须麻醉。

五、手术操作

1. 取膀胱截石位，常规消毒外阴，铺无菌巾。阴道检查宫口开大及胎儿嵌顿情况，确定胎头、胎肩及锁骨位置。放置阴道拉钩，暴露手术野。

2. 切断锁骨：如胎头娩出后其锁骨已暴露在外阴口，可直接用剪刀切断锁骨。如锁骨在阴道内，需伸手在阴道内查清胎肩及锁骨的位置，而另一手持弯剪刀在前手的引导下剪断锁骨中部，使肩带塌陷，肩围缩小。如仍有娩出困难，可做另一侧锁骨切断。

3. 取出胎盘及胎膜，检查是否完整。检查软产道有无损伤。

六、注意事项

1. 操作时保护软产道，避免锁骨断端锐缘伤及母体。

2. 如果锁骨在阴道内位置较高，常需要在非直视下操作，必须摸清锁骨位置，在用手保护和引导下操作，以免伤及母体组织。

3. 锁骨切断前必须确定胎儿已死亡或为无存活可能的严重畸形胎儿。偶尔为抢救正常胎儿发生肩难产，不得已采用此法时，应告知家属，知情同意后再操作。

七、结局评价

对死胎实施锁骨切断术时，利于胎儿顺利娩

出，可减轻对母体的损伤；如为正常活胎，不得已采用锁骨切断术，在娩出后行锁骨固定术，并进行外科处理，皮肤切口进行缝合，两肩用绷带进行"8"字包扎，以利于恢复。

八、并发症

1. 非直视下操作，有误伤母体的可能。

2. 剪断的锁骨断端锐缘露于皮肤之外，也可能扎伤母体产道，操作过程中要注意保护阴道组织，并用手护盖锁骨断端，避免损伤产道。

九、技术拓展

指压钝性折断锁骨法：由于胎儿锁骨较细，指压多无困难，且皮肤完整，不会因锁骨断端的锐缘造成母体损伤。指压折断锁骨时，用力方向应远离胸腔的方向，以免折断的锁骨穿破胎儿胸膜。

十、预后

如为死胎，施行锁骨切断术后，使肩峰间径缩小，有利于胎儿娩出，并减少对母体的损伤，利于产后恢复。偶尔活胎肩难产时不得已应用锁骨切断术，术后需对新生儿进行必要的外科处理，以利于康复。

第五节　脊柱切断术

脊柱切断术是将胎儿脊柱切断分离成两部分，再分别娩出。临床上应用机会极少。

一、适应证

1. 腰椎先露，无肢体脱出的忽略性横位死胎。
2. 嵌顿性横位，宫口开全或近开全，胎儿已死亡，断头术和除脏术实施困难者。

二、禁忌证

1. 有先兆子宫破裂征象者。
2. 骨盆明显狭窄或畸形。
3. 宫口未接近开全或未开全。

三、术前评估

1. 评估骨盆情况及宫颈开大情况。
2. 排除先兆子宫破裂征象或子宫破裂者。

四、术前准备

1. 备皮、留置导尿。
2. 线锯、2 根塑料管消毒备用。

五、手术操作

1. 取膀胱截石位，常规消毒外阴，铺无菌巾。

阴道检查宫口开大及嵌顿情况，放置阴道拉钩，暴露手术野。

2. 从死胎嵌顿的最低点进入，先行除脏术。

3. 用剪刀在椎体间将脊柱横断，并剪断周围软组织，将胎体一分为二。如除脏后能送入线锯，以使用线锯横断脊柱最佳。如阴道拉钩不利于操作，也可以撤去阴道拉钩，在手指指引下横断脊柱及剪断周围软组织。

4. 用长血管钳或卵圆钳夹住断面，先娩出上半身，后娩出下半身。

5. 取出胎盘及胎膜，检查其是否完整；检查软产道有无损伤。

六、注意事项

1. 术后仔细检查子宫及软产道有无损伤，并及时给予相应处理。

2. 娩出死胎上、下半身时要缓慢、谨慎，避免损伤软产道。

3. 如果术中出现先兆子宫破裂，即刻终止毁胎术而改行剖宫产术。

4. 娩出上半身时如遇后出头困难，可行穿颅术。

5. 术后严密观察病情变化，应用宫缩药及抗生素。

七、结局评价

实施脊柱切断时，严格掌握适应证，规范轻柔操作，减少对母体的损伤，可改善产妇结局。

八、并发症

1. 放置器械或碎胎骨质断面可致阴道、宫颈、膀胱、直肠损伤。

2. 不规范或粗暴的操作有导致子宫破裂可能。术中注意操作过程中要动作轻柔。牵拉线锯时，必须保护周围组织。

3. 术后感染：术后要密切观察产妇的一般情况、血压、脉搏，应用抗生素，防治感染。

4. 产后出血：注意子宫收缩及阴道出血等情况，给予宫缩剂促进子宫收缩。

九、技术拓展

1. 嵌顿性横位死胎在临床上比较罕见，而一旦出现嵌顿性横位时，死胎宫壁即紧裹胎体导致送线锯比较困难，这时可以在除脏术的基础上横断脊柱将胎体一分为二分别娩出。

2. 先行除脏术，能在关键时刻使子宫腔容积逐渐缩小，既减轻患者的痛苦，同时避免发生子宫破裂，又有利于下一手术步骤的进行。该术式也可作为应用断头术及除脏术不能完成时的补救措施。

十、预后

脊柱切断术实施后，有利于死胎娩出，能够减轻母体的痛苦和损伤，操作时需仔细轻柔，避免并发症的发生，则预后好。

参考文献

［1］ 刘兴会，段涛，杨慧霞，等. 实用产科手术学
［M］. 北京：人民卫生出版社，2013：75-80.

［2］ 刘兴会，贺晶，漆洪波. 难产［M］. 北京：
人民卫生出版社，2018：230-232.

［3］ 刘新民. 妇产科手术学［M］. 第三版. 北
京：人民卫生出版社，2002：920-933.

［4］ 孙国玉，王晓华，孙志杰，等. 产科毁胎术
术式改进 - 脊柱横断术［J］. 内蒙古医学，
2003，35（2）：173.

［5］ 任虹平，徐咏莲. 毁胎术在孕晚期引产中的
应用［J］. 临床医学，2007，27（8）：73.

［6］ Pooja Sikka, Seema Chopra, Arun Kalpdev,
et al. Destructive operations-a vanishing art
in modern obstetrics：25 year experience at a
tertiary care center in India［J］. Arch Gynecol
Obstet, 2011，283（5）：929.

［7］ Mahendra N, Parikh. Destructive operations in
obstetrics［J］. J Obstet Gynecol India, 2006，
56（2）：113.

［8］ 许怀瑾. 实用小手术学［M］. 北京：人民卫
生出版社，2011：600-607.

第七章　徒手转胎头术

一、适应证

1. 活跃期或第二产程异常伴枕横位或枕后位的胎位异常。其中活跃期异常包括活跃期延长及活跃期停滞；第二产程异常包括胎头下降延缓、停滞及第二产程延长。

2. 持续性枕后位或枕横位。宫口开全进入第二产程后，虽未出现产程异常，但可进行预防性徒手旋转胎头。

二、禁忌证

1. 骨盆狭窄或严重头盆不称。

2. 前置胎盘、胎盘早剥者。

3. 子宫病理性缩复环或子宫先兆破裂者。

4. 重度胎儿窘迫者。

5. 合并严重内科合并症无法耐受阴道分娩者，如心脏病心功能Ⅲ级、Ⅳ级。

三、术前评估

1. 单胎妊娠，胎膜已破。

2.骨盆条件：排除畸形骨盆、骨盆狭窄、严重头盆不称等情况。

3.软产道条件：宫口≥6cm，胎头位于棘平或更低，其中宫口开大6~10cm，胎先露在坐骨棘水平或以下<2cm时，成功率及顺产率更高。

4.胎儿情况评估

（1）检查胎方位

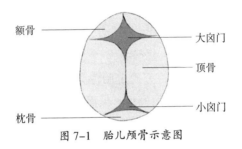

图7-1 胎儿颅骨示意图

①触摸胎儿囟门法：术者将右手沿骶凹进入阴道，用示指及中指触摸胎儿的骨缝及囟门，如骨缝呈"十字形"者为大囟门，成"人字形"者为小囟门（图7-1）。但产程较长时，胎头水肿，颅骨重叠变形，颅缝不易查清，此时可选用触摸胎儿耳郭法。

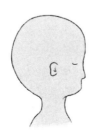

图7-2 胎儿侧面耳郭示意图

②触摸胎儿耳郭法：术者右手伸入阴道较高位，向胎头两侧触摸胎耳郭，以示指及中指触摸及拨动胎儿耳郭，耳郭边缘所在方向为枕骨的方向（图 7-2）。因胎儿耳郭柔软，一定要摸清耳轮、耳孔及耳根，仔细辨认，方可确定胎方位。

（2）明确胎儿宫内情况，如胎儿大小、胎心监护、羊水性状等情况。

四、术前准备

1. 产妇取膀胱截石位。

2. 再次阴道检查确定胎位为枕横位或枕后位（高直后位、前不均倾位、颜面位、额位等均需除外）、先露高低、胎头无明显水肿或血肿（胎头无明显产瘤形成、胎头不变形、颅骨不重叠）、宫口扩张程度、骨盆情况及有无手术适应证及手术禁忌证。

3. 再次明确胎儿宫内情况，如胎儿大小、胎心监护、羊水性状等情况。

4. 术前消毒外阴、导尿。

5. 无须麻醉。

五、手术操作

（一）枕横位

1. 手指旋转：对于一些左枕横位或右枕横位的情况，可以仅用手指将胎头旋转为枕前位。若为左枕横位，可将右手的示指和中指指尖放置在前顶骨上端的边缘（靠近并沿着人字缝和小囟门相交处），不管孕妇是否屏气，在宫缩时以逆时针方向，趁着宫缩向下的力旋转胎头，此时胎头多能旋转至左枕前位或正前位（图7-3）。一旦胎头被旋转后，右手的手指需持续抵住胎头左顶骨以抵消枕骨返回左枕横位的趋势。若为右枕横位，则通常使用左手旋转，操作方法按照相反方向进行（图7-4）。

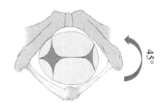

图 7-3　左枕横位示意图

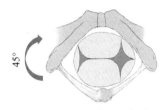

图 7-4　右枕横位示意图

2.徒手旋转：如果手指旋转不成功，可以使用手掌旋转，通常右枕横位时使用左手，左枕横位时使用右手。首先掌心向上完全伸入阴道内，手掌伸展并紧握住一侧胎头，拇指握住另外一侧，胎头枕部应完全控制在手掌中，轻轻上推胎头，以利于俯屈和旋转，随后将胎头顶部转到被枕骨占据的一侧。但当胎头位置较高、骨盆较狭窄时，进行手掌旋转就会比较困难。

（二）枕后位

以左枕后位为例，术者右手手心朝上，四指放在胎头的后侧面，拇指放在胎头的前侧面，握住胎头（力度适宜，握紧勿施压），轻轻上推，使胎头松动的同时，缓缓向逆时针方向旋转90°转至左枕前即停止旋转（图7-5）。如为右枕后位时，术者右手掌心朝下，四指放在胎头的前侧面，拇指在胎头的后侧面，将胎头向顺时针方向旋转90°，呈右枕前位即可（图7-6）。

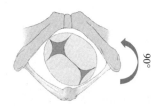

图 7-5　左枕后位示意图

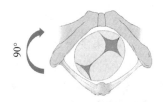

图 7-6　右枕后位示意图

（三）旋转胎头至对侧枕前位，可以防止胎头回位

为防止胎头回位，可将胎头多转90°，转至对侧枕前位。例如左枕后位可逆时针方向旋转

180°，使胎头前额超过产妇骶骨岬，至右枕前位；右枕后位时，可将胎头向顺时针方向旋转180°，使胎头额骨超过产妇骶骨岬，呈左枕前位即可。如为枕横位，按上述手法旋转135°即可。

无论何种方式，转位成功后，继续轻握胎头，待有宫缩时引导胎头下降、入盆，待1~3次宫缩后，胎头方位固定不再回转，并感到胎头在下降时，将手抽出。若需产钳助娩者，徒手旋转胎头至枕前位继以产钳固定，并行产钳助娩术。

此外，旋转胎头通常所需力量较大，因此，术者一手在阴道内旋转胎头时，另一手可在腹壁外，耻骨联合上方，帮助胎头旋转。或由助手帮忙，在产妇侧方，双手放在产妇腹壁上，帮助胎肩及胎背向前旋转。

若尝试旋转胎头3次仍未成功，则转位失败，改用剖宫产或产钳助产，一般不宜用胎头吸引器再进行旋转。

六、注意事项

1. 若胎头与骨盆之间间隙太小，胎头位置过低旋转困难，应在宫缩间隙上推胎头（但不能上推过高，避免脐带脱垂），胎头松动后同时旋转胎头，于宫缩时继续固定胎头位置，让其随着宫缩下降，助手在腹部同方向推动胎儿身体，协助胎头旋转。若胎头与骨盆之间间隙较大，可以直接在宫缩时旋转胎头，同时助手在腹部同方向推动胎儿身体，协助胎头旋转。

2. 产力不良、宫颈较厚或水肿者，常规应加强产力，给予安定静脉注射或宫颈局部封闭。

3. 胎先露及宫口尚不宜转胎头时，可暂行侧俯卧位，孕妇面向胎儿大囟门一侧，有助于胎位自转。

4. 胎头干涩，可加些石蜡油，有利于胎头旋转。

5. 如产妇体力不足，可静脉滴注葡萄糖或嘱其进食易消化食物。

6. 胎头转正后，应同时用右手示指及中指将水肿的宫颈前唇上推，宫口即迅速开全。

7. 在旋转胎头时，如发现脐带脱垂或脐带隐性脱垂，应立即停止操作，摇高床尾，帮助脐带缩回，并改用其他方式，立即结束分娩。

七、结局评价

（一）分娩方式

不同中心的临床数据统计分析证明，徒手旋转胎头术可提高枕横位或枕后位头位难产的顺产率，降低剖宫产率。头位难产实施徒手旋转胎头术后，经阴道分娩率为 62.50%~95.16%，其中阴道助产率为 12.19%~37.78%，而剖宫产率为 4.84%~17.07%，较未经徒手旋转胎头术干预的头位难产相比，顺产率平均提高约 27.72%，剖宫产率平均降低约22.66%。

（二）产妇

对枕横位或枕后位的头位难产实施徒手旋转胎头术，可缩短活跃期及第二产程的时间，在一定程度上减少产妇产伤的发生以及降低产妇产后出血的程度。实施徒手旋转胎头术的产妇活跃期时间约为 3 小时，而未实施此术的枕横位或枕后位的产妇活跃期时间约为 6 小时。实施徒手旋转胎头术的产妇第二产程时间约为 0.65 小时，而未实施此术的枕横位或枕后位的产妇第二产程时间约为 1.72 小时。实施徒手旋转胎头术的产妇产后出血的发生率为 6.98%~9.14%，产后出血量平均为 228.32ml；而未实施此术的产妇产后出血的发生率为 7.50%~26.67%，产后出血量平均为 309.55ml。且实施徒手旋转胎头术的产妇产伤的发生率大约为未实施此术产妇的 1/3。

（三）胎儿

徒手旋转胎头术可降低胎儿窘迫及新生儿窒息的发生率。据统计，经徒手旋转胎头术后，胎儿窘迫发生率为 0~6.67%，新生儿窒息发生率为 2.5%~7.31%，而未实施此术的胎儿窘迫发生率为 13.33%~18.75%，新生儿窒息发生率为 5.00%~16.67%。相比之下，施此术者，胎儿窘迫发生率和新生儿窒息发生率明显降低。同时，徒手旋转胎头术可提高头位难产的新生儿 Apgar 评分，施术后的新生儿 Apgar 评分平均在 9 分以上，而未施术的新生儿 Apgar 评分为 5.46~8.9 分。此外，头位难产后实施徒手旋转胎头术，胎儿头皮损伤和胎盘早剥的发生率更低。

八、并发症

（一）母体并发症

1. 产道损伤：多与以下因素有关。

（1）子宫口未开，上推宫颈前唇使宫口迅速开全。

（2）旋转的次数太多。

（3）操作不规范，手法粗暴。胎儿胎盘娩出后，应更仔细地检查会阴、阴道及宫颈等软产道。

2. 产后出血：头位难产产程延长，易发生继发性宫缩乏力，加之旋转胎方位手术操作，软产道损伤性出血的机会增加，及时发现并积极处理难产可有效预防产后出血。

3. 产褥感染：产后给予抗生素预防感染。

（二）围产儿并发症

1. 脐带脱垂：操作中胎头不能上推过高，避免脐带脱垂。如发现脐带脱垂或脐带隐形脱垂，应立即停止操作，抬高床尾，帮助脐带缩回，并改用其他方式，立即结束分娩。

2. 胎盘早剥：可因胎儿体位变化，通过脐带拉扯胎盘造成，发生率小。

3. 颈部脊髓损伤：头位难产产程延长，羊水少，子宫壁紧贴胎体，旋转胎头时，胎肩被子宫束缚不能同时旋转，从而导致颈髓极易受伤。此外，缺氧可能会导致胎儿肌张力减退，松软的颈部和肩部肌肉不能保护颈椎脊髓，因此，在胎儿缺氧的状态下，应避免进行胎头旋转。理论上讲，胎头旋转时，应同时伴随胎肩部的旋转。

4. 颅内损伤：这与旋转过程中胎头与母体骨盆相互挤压有关，包括颅内血肿、头颅骨折等，发生率较小。操作中，切忌粗暴操作，避免旋转时力量集中在一个作用点上，新生儿出生后立即注射维生素 K 110mg。

5. 胎儿窘迫：旋转时一过性胎心改变与胎头受压致迷走神经兴奋有关，可吸氧纠正；但出现持续胎心下降、反复重度变异减速、晚期减速，需考虑胎儿窘迫，应立即结束分娩。

6. 新生儿窒息：做好新生儿复苏准备。

九、技术拓展

（一）头位评分法在徒手旋转胎头术中的应用

在徒手旋转胎头前，应认真评估头盆情况，根据凌萝达提出的头位分娩评分法和骨盆狭窄评分法进行评分。头位分娩评分法 4 项指标中，骨盆大小及胎儿体重是无法改变的，为不可变因素；只有产力和胎头位置通过积极处理可以改变，是可变因素，可促使分娩向顺产方向转化。排除头盆评分

＜ 5 分的严重头盆不称后，头盆评分为 6~7 分的轻微头盆不称，可考虑徒手旋转胎头位置。旋转胎头后，胎头位置评分可由枕后位（1 分）增加到枕前位（3 分），若能维持一个较好的产力，4 项总评分就可达到 12 分，绝大多数可用阴道分娩。

（二）徒手旋转胎方位的时机

目前何时旋转胎方位还存在争议。活跃期早期宫口扩张较小，胎头位置偏高，旋转时容易造成羊水流出过多，出现脐带脱垂或胎心变化，部分专家建议可行手指旋转，但也有专家认为，一部分活跃早期的枕后位试产到活跃晚期时，在盆底肌力量的参与下，还有自然旋转的可能性，过早干预可能增加感染和出血的机会。等宫口开全时，由于胎头偏低，胎头往往嵌于阴道内，形成产瘤，发生脐带脱垂的可能性较活跃早期小，但手的有效操作空间较小，徒手旋转有一定困难，且有可能造成胎头上移、宫颈裂伤等软产道裂伤的风险。

关于具体的指标，学界及临床实际应用中有不同的规则。赵芳等研究发现，宫口开大 6~10cm，胎先露在坐骨棘水平或以下 ＜ 2cm 时，胎头转位的成功率及顺产率更高；而吴艳进行更细致分组研究后认为，在宫口开大 6~8cm、胎先露在坐骨棘水平或坐骨棘下 1~1.5cm 时进行手转胎头较在宫口开 9~10cm、胎先露在坐骨棘下 1.5~2.5cm 时进行手转胎头成功率及顺产率更高。虽然具体指标存在差异，但均推荐在活跃晚期、第二产程前对枕横位或枕后位的头位难产实施徒手旋转胎头术干预。

（三）枕位与胎背不在同一平面的头位难产

王莉等对 200 例枕横位或枕后位的头位难产进行研究发现，对于胎儿枕位与胎背不在同一平面的枕位异常的头位难产，应先将胎头与胎背旋转到同一平面后，再整体向枕前位旋转更有利于顺产。

具体来说，胎头枕部与胎背在不同方向时，枕左横、枕左后均应先顺时针旋转 15°，再分别逆时针旋转 60°、105°，即成枕左前；枕右横、枕右后应先逆时针旋转 15°，再分别顺时针旋转 60°、105°，即成枕右前。先反方向旋转的目的是让胎头退位，纠正胎儿姿势，再根据胎方位进行旋转，更易使头位难产转为阴道顺产。

（四）体位配合

对于枕后位头位难产的孕妇，若想要纠正枕位，在徒手旋转胎头术的基础上增加产妇体位的配合将提高转位的成功率。

杨梅等以 180 例持续性枕后位产妇为研究对象，对比单纯旋转胎头和配合体位双重方法纠正枕位的效果发现，在持续性枕后位难产过程中，体位改变配合手转胎头术的方法较传统单纯手转胎头法在产程用时及复位成功率上更具优势，是纠正持续性枕后位、降低头位难产发生率的有效措施。具体方法为：产妇在第一产程活跃期早期，胎头尚未进入中骨盆时产妇行膝胸卧位，在宫缩时最大幅度地左右摇摆骨盆，宫缩间歇期停止，反复坚持此动作8~10次宫缩或30分钟。当产程进入宫口最大加速期时，产妇可坐分娩球上行上下移动和左右摆动，这个过程应持续30分钟。坐分娩球时，应注意宫缩时运动，间歇时休息。产程进入减速期，产妇可行蹲位。配合体位方法后，枕后位的复位成功率提高了20.00%。

（五）产妇的因素

对于枕横位、枕后位头位难产的孕妇实施徒手旋转胎头术时，其成功的关键不仅在于旋转的时机、产妇骨盆产道条件及施术者的经验、手法，产妇的配合及宫缩情况也至关重要。

吴祥等将116例持续性枕横位、枕后位的产妇根据手转胎位结果分为成功组和失败组，研究结束时比较两组的分娩时长、妊娠结局、新生儿状况，并分析失败原因，结果发现，产妇不配合或者配合度欠佳、宫缩乏力、超重胎儿等均多见于失败组。研究证明，手转胎头术可以帮助头位难产产妇顺利经阴道分娩，但需要取得产妇配合，并在宫缩状态良好时施行成功率更大。

十、预后

1.徒手旋转助产干预能缩短头位难产产妇产程时间，降低剖宫产率，减少母婴并发症，改善分娩结局。

2.徒手旋转胎头术并不能避免头位难产的复发，尤其是当造成枕位异常的因素为孕妇本身骨盆条件异常的时候。因此，预防胎儿枕位异常的头位难产，进而减少徒手旋转胎头术实施的有效方法主要包括两个方面：①在产前检查过程中要注意有些因素可能会导致难产，需要提高警惕。如身材矮小的孕妇，骨骼异常（如骨盆外伤、脊髓灰质炎后遗症、佝偻病），阴道、宫颈和子宫发育异常，盆腔肿瘤，子宫过度膨胀（如多胎妊娠、羊水过多），年龄过小（青少年和青春期前妊娠），异常先露等。②控制摄入及适当运动，避免因胎儿过大引起枕位异常。

参考文献

［1］余艳红.助产学［M］.北京：人民卫生出版社，2017：317-320.

［2］漆洪波，刘兴会.难产［M］.北京：人民卫生出版社，2015：227-230.

［3］顾美礼，凌萝达.难产［M］.2版.重庆：重庆出版社，2000：290-321.

［4］牛秀敏，张慧英，李遁珺.难产的诊断与处置［M］.北京：人民军医出版社，2008：179-183.

［5］周昌菊，伍招娣.难产诊疗学［M］.湖南：湖南科学技术出版社，2006：466-468.

［6］谢幸，孔北华，段涛.妇产科学［M］.北京：人民卫生出版社，2019：190-192.

［7］ 徐慧. 手法复位分娩与自然螺旋分娩在头位
难产孕妇中的应用比较［J］. 黑龙江医学,
2021, 45（06）: 588-589.

［8］ 张盛蕾. 初产妇头位难产的临床处理分析
［J］. 中国医药指南, 2020, 18（35）: 121-
122.

［9］ 陈伟意. 徒手旋转在头位难产产妇助产护理
中的临床应用效果观察［J］. 内蒙古医学杂
志, 2018, 50（10）: 1266-1267.

［10］陈鑫. 徒手旋转助产干预对头位难产产妇
分娩结局的影响［J］. 实用临床医药杂志,
2019, 23（23）: 114-116.

第八章 外倒转术(头式倒转术)

孕 36 周的孕妇,如发现臀先露或者横位,通过外倒转术纠正胎位为头位,可避免剖宫产术,无论对产妇或婴儿的产时并发症和预后都有明显改善。孕 36 周以后,由于胎儿的增大和羊水量相对减少,外倒转术的难度随着孕周而增加,手术的并发症也相应增加。

一、适应证

1. 在临产前将非头先露的胎儿转为头先露。

2. 偶尔用于第二产程,将双胎第二个胎儿非头先露转为头先露。

二、禁忌证

1. 存在产科剖宫产指征。

2. 自发胎膜破裂。

3. 临产。

4. 术前 7 天阴道流血。

5. 胎心监护异常。

6. 确定盆腔存在肿瘤,阻塞产道,妨碍倒转。

7. 宫体剖宫产或子宫肌瘤挖除术,或子宫下段剖宫产术后者。

8.臀先露已入盆难使先露离开骨盆者，或臀先露胎头过度仰伸者。

9.B超可确定的禁忌证（多胎妊娠、胎儿生长受限、羊水过多或过少、先天性外形异常、前置胎盘、脐绕颈及骨盆异常等）。

三、术前评估

（一）外倒转术实施抉择

横位、斜位和臀位如有可能是应该选择头式外倒转术的，因为横位和斜位的足月成熟儿，几乎不能经阴道分娩，若任其自然分娩，横位嵌顿于盆腔，会导致子宫破裂，危及产妇和胎儿性命。即使胎儿已死，也会导致相同后果，分娩也必然困难复杂。目前三胎放开，经产妇增加，横、斜位发生的机会也增加。因子宫畸形，如鞍形子宫发生横位的可能性是存在的，但如果是畸形所致横、斜位，则是外倒转的禁忌证。

臀位是头式外倒转术的主要对象，这主要是指妊娠30周以后的发生率，在30周以前的胎儿呈臀位者不应视为异常，因为30周后多可自行回转成头位。

臀位外倒转术实施的抉择，取决于对问题的全面考虑和个体化对待，适应证要掌握得当，时机要适宜，执行医生技术水平要高。回转成功术后，腹部应用腹带固定，使胎儿不能自由转动。

（二）严肃认真对待外倒转术

◎头式外倒转术术前评估

1. 熟悉孕产史：询问以往孕产史中有无异常经过、异常胎位和难产史；了解本次妊娠经过、末次月经、早孕反应或胎动日期以确定实际孕周；询问本次妊娠经过中有无阴道出血史，以排除前置胎盘。

2. 进行仔细全面查体

（1）测身高、测量骨盆各径线以排除骨盆狭窄的可能。

（2）测血压，了解孕前血压，确定有无妊娠高血压综合征。

（3）视、触腹壁，不过度肥胖，腹壁是否紧张，触及子宫是否敏感。

（4）尽量排除子宫畸形。

（5）检查胎儿发育有无异常，是否双胎，胎儿大小与孕周是否相符，估计胎儿体重。

（6）仔细检查，确定胎方位、胎背、四肢位置和分布范围，以及臀先露的类型，是否入盆，入盆者其固定程度。

（7）寻找胎心最强的部位，明确胎心情况，排除宫内窘迫。

（8）检查骨盆入口后半部有无胎儿肢体等。

3. 辅助检查：应常规腹部 B 超检查以验证产科相关检查，如是否单胎、臀先露类型及入盆情况、胎儿及子宫有无畸形、羊水深度、胎盘位置

（有无前置胎盘），努力寻找，并排除脐带绕颈或绕身，复测胎心率。

四、术前准备

1. 在临产前让进行外倒转术者了解患者情况，外倒转术纠正异常胎位对头位分娩的意义，可能发生的并发症，如何与医生密切配合。

2. 充分讨论。

3. 确定孕周。

4. 通过胎心监护确定胎儿安危。

5. 充分禁食，排空膀胱。

6. B超排查所有禁忌证。

7. 征得患者知情同意，讲解外倒转术的过程、感觉、注意事项，消除患者精神紧张和对手术的顾虑。

8. 确保静脉通路通畅。

五、手术操作

1. 体位：孕妇取仰卧位，双下肢屈曲略外展，暴露出整个腹部，术者立于孕妇右侧。

扫码看视频

2. 超声明确胎位、先露和胎心。

3. 松动先露部：外倒转术最好在先露部尚未衔接前进行。若先露部已部分入盆，应先松动先露部，术者先以两手自下腹两侧从先露部的下方向上推动，使之松动。若不成功可将孕妇臀部垫高，取仰卧位半小时，利于先露部离开骨盆入口。

若此时助手仍不成功，可让助手从阴道穹隆部上推先露部，术者随即以一手置于先露部下方，接力式把握已被动的先露部，但此法不宜普遍采用。

4. 转动胎儿：一手扶持胎头成俯屈状，并将胎头轻轻转向子宫下部，另一手将臀部轻轻向上推，两手动作互相配合，转动需轻柔而有力，不可用暴力。

5. 转胎动作间断性进行：一手固定胎头于被移动的新位置，另一手安抚胎体等待片刻以观胎儿动静，有时会感觉到胎头突然自手中滑出，自动转向骨盆入口处，有时转动则较为困难，稍一松手胎头又回到原位。遇到这种情况时，可向相反方向试转一下，或许能够成功，但不可勉强行事，要凭感觉进行操作，并注意观察孕妇表情、有无腹痛或不适。于操作间歇时要勤听胎心，如胎心加快或变慢应观察 4~5 分钟，待恢复正常再继续进行，如不恢复应停止。外倒转术成功后应复查胎心监护。

6. 可选择腹带固定胎头：平卧观察 20~30 分钟，胎心正常后，用腹带固定胎头。因为胎头未固定以前，仍有转回原来胎位的可能，故外倒转术后，需在下腹部置以毛巾垫，并用腹带包裹固定，以防胎儿再转回原来的位置，并每周检查一次，直到胎头固定。腹带固定要适度，松则无效，紧则不适。腹带取下时间为胎头入盆衔接之后。

7. B超观察胎儿正常与否，无异常者可正常活动。

8. 注意适当休息：胎头浮动者可适当取矮坐

位，使背部略向前倾斜，睡眠、卧床休息应取侧腹卧位，促进胎头入盆。

六、注意事项

1. 术前详细询问病史，排除子宫破裂风险，谨慎评估手术风险，签署手术同意书，详尽告知患者及家属外倒转术优点及相关风险。

2. 前次剖宫产史并不会降低外倒转术成功率，但相关的子宫破裂的风险不明确，推荐通过静脉使用宫缩抑制剂以提高外倒转术的成功率。

3. 术前进行充分准备：外倒转术需在随时能进行剖宫产的机构进行，术前准备包括孕妇、B超医生、手术医生、助产士、护士、麻醉医生及新生儿科医生的准备。

4. 尝试进行外倒转术之前，应对胎儿进行超声评估，确定胎儿及胎盘的位置，排除其他影响阴道分娩的因素，如前置胎盘等。

5. 外倒转术前后均应进行胎心监护或生物物理评分。

6. 外倒转术有胎盘早剥、脐带脱垂、胎膜早破、胎死宫内以及母胎输血、急诊剖宫产的可能，若孕妇在外倒转术过程中有强烈腹痛感，应停止操作。

七、结局评价

1. 严格术前评估，排除禁忌证后，大多结局理想。

2.通常羊水过多，后壁胎盘有利于外倒转术成功。外倒转术成功率差异很大，主要与病例选择有关，严格排除影响倒转成功的因素，有利于提高成功率，减少并发症的发生。

八、并发症

1.胎盘早期剥离：如果胎盘位于子宫前壁，腹部的操作可引起胎盘早剥和出血，造成胎儿宫内窒息甚至胎死宫内，因而手术前应确定胎盘位置，前壁胎盘不主张进行外倒转术。

2.胎膜早破：一般较少发生，大都是发生在已接近预产期，并已有不规律宫缩，或已经临产，宫口略扩张，手术操作致胎膜早破。若在手术中出现横位、肩先露，但又未能转成头位，则易并发脐带脱垂，危及胎儿生命。

3.脐带缠绕：若胎儿颈部或胎儿其他部位发生脐带缠绕，可引起脐循环终端，在罕见情况下，发生脐带断裂。

4.复合先露：指胎头和胎体同时先露，如胎儿手部或足部，一般是由于转胎时小肢体没有随躯干离开骨盆入口。大多数情况下，能自然纠正，或于临产后纠正。若未能及时纠正，容易诱发脐带并发症。

5.脐先露：即胎膜未破，脐带前置于先露前方。

6.子宫破裂：可能出现在子宫本身的薄弱处，包括过去剖宫产或子宫肌瘤挖除术的瘢痕处。

九、技术拓展

以臀位矫正法为例说明。

1. 臀位倾斜法：是扭转臀位胎儿最常用的方法，它可以帮助胎儿弯曲身体，把臀部抬高到高于头部 20~30cm。有几种方法可以做到这一点，最简单的方法是，躺在床上，用枕头支撑头部，也可以用一块厚木板，也可以用沙发，这样头在低位，脚在孩子的另一端，每天 3 次，每次 20~30 分钟，放松呼吸，保持腹部肌肉放松。

2. 胸膝卧位法：嘱患者空腹，排空膀胱，松开裤带，胸膝卧位，每日 2~3 次，每次 15 分钟，1 周后复查。该法使胎头退出盆腔，令胎儿借助重力，自然转成头先露的胎位。

3. 前倾倒转法：类似于膝到胸的运动，但有点极端，从膝盖到胸部的姿势开始，躺在床上或者沙发上，小心地把手掌放在地板上，下巴收起，有助于放松骨盆肌肉，每天 3~4 次，每次 30 秒，练习时要小心，不要滑倒。

4. 游泳池中运动法：在游泳池里游泳，蹲下或翻转，可以帮助胎儿回到正确的胎位。游泳池练习时，旁边需有一个观察员。方法：蹲在游泳池底部的深水中，冲出水面，举起双手。在怀孕的最后几周，自由泳或者蛙泳都特别有效。在深水中前后反转，可以放松肌肉，让胎儿自己翻身。对于平衡感好的孕妇，可以尝试水下倒立，只要能屏住呼吸，可以一直保持该姿势，潜入水中，失重和湍急的水流，有助于胎儿自己翻身。

5.冷热敷袋法：子宫顶部受冷或子宫底部受热，促使胎儿从冷的位置移向暖的位置，从而转成正确的姿势。方法：把一个冰袋放在肚子上，靠近宝宝的头部，促使宝宝受冷的刺激自然旋转。如在浴缸里，在上腹部胎头的位置放冰袋，下腹部浸在浴缸的温水中；也可以把一个暖宝宝放在下腹部。这种冷热交织的方法是安全且随时可以做的。

6.光声刺激法：腹中胎儿能感觉到光和声音的刺激，可以用手电照着子宫靠下的位置，同时在该位置对着胎儿唱歌或者说话，鼓励胎儿朝着声音移动。

7.艾灸转胎法：艾灸至阴穴是很常见的方法，有比较高的成功率，尤其是结合胸膝卧位等方法时，成功概率更高。至阴穴位于足小趾，外侧趾甲旁 0.1 寸处，可以用激光或者艾灸，每日 1~2 次，每次 15~30 分钟，1~2 周为一个疗程。

8.催眠疗法：国外常用，在注册催眠治疗师的帮助下，通常采取双管齐下的方法使婴儿入睡，母亲会被催眠进入深度放松的状态，有助于盆腔肌肉放松，子宫扩张，鼓励胎儿转身。另外，母亲被鼓励用可视化方法来想象胎儿转向的正确方向。

9.韦伯斯特技术：这是国外的一种技术，是为了恢复适当的骨盆平衡和功能而开发的，被认为有助于胎儿自行滚动至正常的位置。首先，要确保骶骨和尾骨是平衡的，并适当对齐；其次，放松支撑子宫的圆韧带，让胎儿有足够的空间。该方法是一个过程，一般是在怀孕的最后几周进行，每次至少参加3次预约，听从医生的指挥。

十、预后

1. 倒转成功，或给予适当固定后，大多能阴道分娩，只是阴道分娩的手术操作风险增加，主要是由于第二产程延长。

2. 外倒转术发生的风险远远少于臀位分娩的风险。

3. 即使外倒转术失败，孕妇仍可再次倒转或臀助产分娩。

补充：足式外倒转术

此术仅适用于横位性头式倒转术失败后。施行足式外倒转术，可使横位变成臀位。手术指征、操作及注意事项同头式外倒转术。

参考文献

［1］ 郑怀美. 妇产科手术失误及处理［M］. 云南：云南科技出版社，1998：198-201.

［2］ 刘新民. 妇产科手术学［M］. 3版. 北京：人民卫生出版社，2002：920-933.

［3］ Wong WM, Lao TT, Liu KL. Predicting the success of external cephalic version with a scoring system. A prospective, two-phase study ［J］. J Reprod Med. 2000, 45（3）：201-206.

［4］ Chauhan AR, Singhal TT, Raut VS. Is internal

podalic version a lost art? Optimum mode of delivery in transverse lie [J]. J Postgrad Med. 2001，47（1）：15-18.

[5]　刘兴会，贺晶，漆洪波. 难产 [M]. 北京：人民卫生出版社，2018：230-232.

[6]　刘铭，段涛. 内倒转术的临床应用 [J]. 中华产科急救电子杂志，2018，7（3）：151-153.

第九章　内倒转术

内倒转术，又称足内倒转术（internalpodalic version），常用的足内倒转术有两种。一种是指胎儿为横位，在子宫颈开全或近开全时，一手在孕妇腹部协助，另一手进入子宫腔，握住胎儿的单足或双足并牵出子宫颈，将胎位转变为臀位的手术，一般随即进行臀位牵引。子宫下段横切口剖宫产如需内倒转成臀位并牵出者也属于内倒转术。另一种称为两极胎儿倒转术，是指宫颈口开大两指以上但尚未开全时，用两指伸入宫腔，在与腹壁上另一手的配合下，将胎儿由头位或横位转变成臀位，而不立即牵出胎儿的倒转术。此种手术仅限于部分性前置胎盘患者，利用牵出的胎臀和大腿压迫胎盘的前置部分，目的是防止继续出血，而不是娩出胎儿。但此种手术仅限于胎儿较小或胎儿已死，无大出血情况下，为减少剖宫产损伤的权宜之计。如胎儿存活且近足月，需及时采取剖宫产术以挽救胎儿，同时避免可能发生的大出血。

内倒转术最初由 Hippocrates 推荐，作为处理非头先露分娩时的一种方法应用于临床，但其间存在很多争议，后经过一些演变和改良沿用至今。由于内倒转术确实存在一定风险，尤其是经阴道实施该手术可能造成子宫破裂或胎死宫内，故而一度被认为是最危险的产科手术之一。现代医学发展过程中，由于剖宫产分娩安全性的提高、围产保健知识的普及和规范，内倒转术目前已经很少被应用于临床。且内倒转术后一般需行臀位牵引术，两个手术接连完成，对母胎危险较大。现内倒转术多用于横位剖宫产或双胎阴道分娩中第二胎儿为横位时的紧急处理。但在一些突发情况，或是卫生资源匮乏的国家或地区，在一些无法立即实施紧急剖宫产的医疗单位，内倒转术仍然是挽救母儿生命有效的手段之一。因此，对于如何严格选择适宜人群，如何进行规范操作，如何最大可能地保障母婴安全，以避免严重并发症的发生，仍是我们需要慎重思考的问题。

一、适应证

在现代医院里，基础设施齐全、医生素质良好，一般可采取紧急子宫下段剖宫产终止妊娠。但是，对于没有条件实行紧急子宫下段剖宫产术的地方，内倒转术仍然是改善新生儿结局的最适当的方法。即使胎儿已死亡，某些异常胎位经内倒转术后经阴道分娩，仍对母体有益。以下情况时，内倒转术将是更优的分娩方式。

1.单胎妊娠，评估胎儿大小可经阴道分娩，在宫口开全或接近开全时，胎位为横位或斜位。

2.双胎分娩的第 2 个胎儿为横位者，或胎儿窘迫需迅速娩出者。

3.产程已有明显进展的横位胎儿，行外倒转术均失败者。

4.无剖宫产或转院条件时的某些胎儿位置异常者，如颏后位、额位、高直位，以及横位等。

5.胎儿情况恶化，需紧急娩出胎儿，但无即刻手术条件或来不及手术。

6.胎儿已死亡伴胎肩嵌顿，或胎儿并发致死性或严重头颅或中枢神经系统畸形不能存活者，为避免剖宫产后瘢痕子宫带来再次妊娠的不良影响。

7.偶尔用于处理还纳失败而又无剖宫产条件的脐带脱垂者。

8.对于胎头高浮难以娩出胎儿或急需迅速娩出胎儿者，在剖宫产过程中可以实施内倒转术将胎儿转为足先露后娩出。

二、禁忌证

（一）相对禁忌证

1.单胎：影响单胎内倒转的因素，如下生殖道梗阻（如阴道膈）、子宫畸形（如双子宫或双角子宫）、子宫肿瘤（如子宫肌瘤）等。

2.双胎：双胎之二分娩时，估计胎儿二体重过轻（小于1500g）；胎儿二体重较胎儿一体重相差过大（大于500g）；宫口开大＜8cm，或可触及宫颈边时，需警惕胎儿二分娩时出现后出头困难。

（二）绝对禁忌证

1. 子宫颈未开全或未近开全。

2. 宫腔内无充足的羊水及回旋余地，胎儿在宫内活动受限者。

3. 忽略性横位。

4. 明显的产道狭窄或头盆不称。

5. 先兆子宫破裂。

三、术前评估

1. 详细询问病史，进行全面评估，排除手术禁忌证。

2. 询问是否有子宫手术史。

3. 活胎需推算孕周，了解是否足月。

4. 了解破膜时间长短，阴道流液情况。

5. 评估骨盆情况。

6. 评估宫口开大情况。

7. 必要时超声检查羊水情况，并辅助判断胎背的朝向。

四、术前准备

1. 常规消毒，导尿排空膀胱，再次行阴道检查明确宫颈口是否开全、胎位及先露部位，排除产道狭窄等禁忌证后，行人工破膜。

2. 吸氧，开放静脉，持续胎心监护，持续心电监护，做好紧急手术准备（有条件者）。

3. 呼叫新生儿科医生到场，做好抢救新生儿的准备。

4. 麻醉前准备：充分镇痛和子宫松弛，建议硬膜外或脊椎麻醉镇痛，结合子宫松弛剂松弛子宫。

五、手术操作

1. 麻醉：是内倒转术成败的关键因素之一。手术要求在子宫完全松弛、阵缩完全停止下进行，因此需施行麻醉。若能令子宫完全放松，基本无宫缩，则手术操作常较顺利，子宫破裂的可能性小。如无麻醉条件时，可给孕妇肌注哌替啶 100mg。

2. 体位：膀胱截石位，外阴常规消毒，铺无菌巾。阴道检查宫口应开全或近开全、确定胎位及胎先露。

3. 寻找胎足：术者手伸入子宫腔内，寻找并抓取胎儿的单足或双足后进行牵引倒转，另一手在腹部协助倒转。胎背在产妇左侧者，应伸进左手；胎背在产妇右侧者，应伸进右手。也可以伸入操作优势手，一般为右手。在头位时，需先将胎头向胎背一侧推移，方能将手伸进宫腔。如羊膜未破，则在查清胎位和先露部位后，决定随即寻抓胎足时，刺破胎膜。刺破胎膜后需警惕脐带脱垂。

寻找胎足的方法：直接法：即手伸入子宫腔内，经最短的距离伸至胎腹前方，寻找并抓住胎足。应用直接法必须注意胎足和胎手的鉴别，其鉴别点为：胎足有明显的足跟，而手没有；胎足趾较手指短而齐；胎足拇趾稍长于或平行于其余四趾，而手拇指较其他四指为短。间接法：寻找胎足如顺藤摸瓜，即沿胎体的侧面向头端接近，摸到腋窝后，转向相反的方向摸到胎足。间接法最为可靠，既不会弄错左右足，又不会误将胎手当胎足。

确定抓取的胎儿肢体为胎足后，首先取较易取的胎足，如有可能，同时取出双足，较理想的方法是术者用示指与中指夹住胎儿一足踝部，胎儿另一足部被夹在中指与无名指之间。取足时不易操之过急，但亦不能过于缓慢，手术操作时间越长，羊水流出越多，子宫壁紧裹胎儿的机会越大，会增加手术难度。因此，在寻找胎儿两足时，理想的是先牵引前腿，避免先牵出后腿，以防后腿牵出后，前腿被卡在耻骨联合处，从而影响肢体下降程度。

4.倒转胎儿：用拇指、示指和中指抓住胎足，慢慢向下牵引，同时另一手在腹壁外协助，向下压送胎臀，待胎足被拉至阴道时，再向上推胎头，继续牵引胎足，直至膝关节露出外阴，胎臀才进入骨盆入口，胎儿也变成了纵产式。因手术开始前胎儿就可能存在不同程度的宫内窘迫，又经过足式内倒转术的一系列操作，在内倒转完成后难免要引起胎儿窒息，并有发生胎儿死亡的危险，因此在内倒转完成后，必须立即进行臀牵引术牵出胎儿。同时待胎盘娩出后，常规仔细检查软产道有无损伤和破裂，然后给予子宫收缩药。术后应用抗生素预防感染。

六、注意事项

1.术前需充分评估手术风险，签署知情同意书后，充分做好术前准备。

2.在充分镇静、镇痛的前提下由经验丰富的医师操作。

3.新生儿科医生到场，术前做好抢救新生儿的准备工作。

4.术中严密监测，及时辨识子宫破裂征象，保持静脉通道通畅以备抢救时使用。

5.无宫缩时牵引，牵引时切忌暴力，操作要轻柔，用力要均匀缓慢，以免损伤软产道及新生儿。

6.胎盘娩出后常规探查宫腔，注意子宫下段及子宫颈有无裂伤，以便及时处理。

7.术后严密观察子宫收缩情况及阴道流血情况，给予子宫收缩药物。

8.术后常规给予预防性抗生素治疗。

9.观察血压、脉搏、呼吸等生命体征，尤其应警惕和观察有无子宫破裂的临床表现。

七、结局评价

在特定条件下，尤其是在不发达国家和地区，在不能实施剖宫产的医疗机构，内倒转术仍发挥着其应有的作用。只是需要严格掌握适应人群，熟练掌握操作技巧，术中及术后严密监测，及时发现并处理并发症，并做到充分知情同意，以最大程度保障母婴安全。一般来说，行活胎内倒转术时，严格术前评估，排除禁忌证后，大多结局理想。如内倒转术成功，可经臀牵引顺利娩出胎儿；如内倒转术失败，需立即行剖宫产等。行死胎内倒转术时，应避免子宫及软产道损伤。

八、并发症

手术操作过程中需随时关注孕妇一般情况，并予吸氧、监测生命体征、开放静脉做好急救准备。缓慢、匀速地在宫缩间歇期操作，切忌暴力操作，以免造成子宫破裂。每例内倒转术后患者，均需立即用手探查宫腔有无子宫破裂，同时检查子宫下段、宫颈、阴道等软产道的情况。术后根据情况给予宫缩剂及抗生素治疗。

1. 子宫破裂：内倒转术操作过程中，操作者需时刻关注子宫轮廓，如出现子宫缩窄环，需立刻暂停操作，排查是否出现禁忌证。如存在子宫缩窄环后仍强行牵拉胎儿，容易造成子宫下段撕裂。如操作者在内倒转术时出现"突然容易"的操作手感，需警惕子宫破裂的发生。

2. 子宫壁紧裹胎体的狭窄环：一般来说，常常发生在羊水流尽或羊水即将流尽时，因羊膜内无明显羊水包裹胎儿，子宫壁紧贴胎儿，在胎儿狭窄处可出现子宫狭窄环。此狭窄环的上方常为子宫下段的上方。此为手术禁忌证。

3. 脐带脱垂：在内倒转术过程中容易发生。脐带脱垂的发生对手术本身来说，不会增加手术难度，但此种并发症的发生，必然直接影响新生儿预后，导致围产儿的窒息和死亡发生率明显增加。处理原则是尽量减少脐带受压，并尽早娩出胎儿。在寻找胎足的过程中，如触及柔软且有搏动状的带状物，尤其在术者手部由腹部向下肢滑动寻找胎足时，在双下肢间触及脐带时，应尽量解脱脐带缠绕问题，减少脐带受压的发生。

4.误取一手：在实际操作中，常有术者将胎儿手部误认为足部，因此操作者在取出胎儿肢体前，应充分鉴别手部与足部、肘部与膝部、肩部与臀部。区分胎手与胎足的方式有：①胎儿足部有突出的脚后跟，术者可顺利握住胎足，而胎手握住时则容易出现滑脱。②足部较手部粗大，足跟部较手腕部明显粗大，手部与前臂、足部与小腿均可成一条直线，但足部与小腿成一条直线时，可触及明显突起的足跟部。③手部较小，五根手指细长且可轻易分开，并能弯曲至手掌部，手指长短不一，最长者居于中间，手指弯曲时其根部可触及明显突起的关节，手指与手掌比例接近1∶1；而足趾短而齐，分开较困难，可以适度弯曲，但弯曲幅度较小，足趾最长者一般居于一侧，且足趾远短于足掌部。肘部与膝部的鉴别方式：沿肘部向上，可触及较硬的肩部或肋骨；而膝部继续向上，则可触及不规则且柔软的臀部。因此，在取出胎儿前，应充分鉴别手部与足部、肘部与膝部。如取出肢体部分一旦明确为手部，应立即松脱或放回，再次寻找胎儿足部。较为可靠的方法是先摸到胎儿臀部，然后沿大腿摸到胎儿足部。

5.取不到足部：操作前尽量先在腹部触诊，明确胎头及胎臀的方向，在进入宫腔后朝胎臀方向寻找胎足。如操作过程中出现宫缩，可等待至宫缩间歇期时再行上述操作。

6.胎足滑脱：术中术者常出现抓不住足部，或在取足过程中足部滑脱，或足部上缩的情况，一般来说，坚持即可完成操作。但如遇取足时出现阻力较大，或频繁出现足部滑脱或足部上缩，此时常提示存在子宫壁紧裹胎儿，需再次仔细评估能否行内倒转术。

7.胎手脱出：常为横位时胎先露本身的脱出。一只手的脱出不增加手术的难度，但当两手均脱出时，常暗示胎儿被固定在不良的位置上，此刻需警惕是否出现了子宫壁紧裹胎体，需再次仔细评估能否行内倒转术。

8.牵引胎儿足部时，出现足跟向后，即胎背向后：操作中应尽量促进胎背转向孕妇前方，避免出现胎背向后，否则会影响胎儿分娩的机转，增加分娩困难。

9.内倒转术失败：需仔细寻找失败的原因，是否存在子宫壁紧裹胎体，羊水流尽，或是出现子宫狭窄环，或是子宫未放松、麻醉不满意等。

10.臀牵引的其他并发症：①孕妇，如胎盘早剥、产道损伤、产后出血、产褥感染等。②围生儿，如新生儿窒息、新生儿吸入性肺炎、骨折（锁骨或肱骨骨折常见）、脊柱损伤、臂丛神经损伤、头颅血肿、颅内出血等并发症。

九、技术拓展

在紧急情况下施行内倒转术，对母婴均可能

带来损伤，有较高的胎儿死亡率及发生子宫破裂的风险。因此，目前极少施行该法。但是，在行子宫下段横切口剖宫产术时，如术中见胎头大部分浮动于子宫切口之上，经压迫或下压宫底仍不易取出胎头，紧急时可将手经子宫切口伸入宫腔内抓住胎足，将头位转变成臀位从而娩出胎儿。此种情况下的内倒转术，可在短时间内尽快娩出可能窒息的胎儿，减少围生期死亡率。

十、预后

内倒转术是一种紧急补救措施，由于围产保健的重视及剖宫产技术的提高，大多数医务人员常用快速安全的剖宫产结束分娩，较少施行内倒转术，故现今许多年轻产科工作者对内倒转技术的掌握欠熟练甚至不熟悉。但在基层医院仍有需紧急施行内倒转者，如何正确选择终止妊娠的方式是产科医生必须重视的问题。剖宫产虽然比较安全，但对孕妇子宫创伤较大，术中出血较阴道助产多，术后恢复较慢，且术后易产生瘢痕子宫等相关问题。如能正确掌握内倒转术适应证，且手术操作熟练，则操作时间短，成功率高，术中出血少，术后恢复快。

参考文献

[1] 刘铭，段涛. 内倒转术的临床应用 [J]. 中华产科急救电子杂志，2018，7（3）：153-155.

[2] 刘新民. 妇产科手术学 [M]. 第三版. 北

京：人民卫生出版社，2002：819-823.

[3] 郑怀美. 妇产科手术失误及处理［M］. 云南：云南科技出版社，1998：198-201.

[4] Wong WM, Lao TT, Liu KL. Predicting the success of external cephalic version with a scoring system. A prospective, two-phase study. J Reprod Med. 2000，45（3）：201-206.

[5] Chauhan AR, Singhal TT, Raut VS. Is internal podalic version a lost art? Optimum mode of delivery in transverse lie. J Postgrad Med. 2001，47（1）：15-18.

[6] 刘兴会，贺晶，漆洪波. 难产［M］. 北京：人民卫生出版社，2018：230-232.

[7] 刘兴会，段涛，杨慧霞，等. 实用产科手术学［M］. 北京：人民卫生出版社，2013：75-80.

第十章　肩难产助产术

第一节　基础知识

一、臂丛的组成和位置

臂丛（brachial plexus）由第 5~8 颈神经前支和第 1 胸神经前支的大部分纤维交织汇集而成。该神经丛的主要结构先经斜角肌间隙向外侧穿出，继而在锁骨后方行向外下进入腋窝。进入腋窝之前，神经丛与锁骨下动脉关系密切，恰位于该动脉的后上方。组成臂丛的 5 条脊神经前支经过反复分支、交织和组合后，最后形成 3 个神经束。在腋窝内，3 个神经束分别走行于腋动脉的内侧、外侧和后方，将该动脉的中段挟持、包围在中间。这 3 个神经束也因此分别被称为臂丛内侧束、臂丛外侧束和臂丛后束，臂丛的主要分支多发源于此 3 条神经束。

二、臂丛的分支

与其他脊神经丛相比，臂丛的分支最多，分支的分布范围广泛。根据各支发出的部位分为锁骨上分支和锁骨下分支两大类。锁骨上分支在锁骨上方发自臂丛尚未形成 3 条神经束之前的各级神经干，锁骨下分支则在锁骨下方发自臂丛的内侧束、外侧束和后束。

1. 锁骨上分支：多为行程较短的肌支，分布于颈深肌群、背部浅层肌（斜方肌除外）、部分胸上肢肌及上肢带肌。其主要分支有：

（1）胸长神经（C_5~C_7）：起自相应神经根，形成后在臂丛主要结构的后方斜向外下进入腋窝，继沿胸侧壁前锯肌表面伴随胸外侧动脉下行，分布于前锯肌和乳房外侧份。此神经的损伤可导致前锯肌瘫痪，出现以肩胛骨内侧缘翘起为特征的"翼状肩"体征。

（2）肩胛背神经（C_4，C_5）：自相应脊神经根发出后，穿中斜角肌向后越过肩胛提肌，在肩胛骨和脊柱之间伴肩胛背动脉下行，分布至菱形肌和肩胛提肌。

（3）肩胛上神经（C_5，C_6）起自臂丛的上干，向后走行经肩胛上切迹进入冈上窝，继而伴肩胛上动脉一起绕肩胛冈外侧缘转入冈下窝，分布于冈上肌、冈下肌和肩关节。肩胛上切迹处该神经最易损伤，损伤后表现出冈上肌和冈下肌无力，肩关节疼痛等症状。

2. 锁骨下分支：分别发自臂丛的三个束，多为行程较长的分支，分布范围广泛，包括肩部、胸腰部、臂部、前臂部和手部的肌、关节及皮肤。

（1）肩胛下神经（C_5~C_7）：发自臂丛的后束，常分为上支和下支，分别进入肩胛下肌和大圆肌，支配该二肌的运动。

（2）胸内侧神经（C_8，T_1）：发自臂丛内侧束，穿过腋动脉和腋静脉之间弯曲前行，后与胸外侧神经的一支汇合，从深面进入并支配胸小肌，尚有部分纤维穿出该肌或绕其下缘分布于胸大肌。

（3）胸外侧神经（C_5~C_7）：起自臂丛外侧束，跨过腋动、静脉的前方，穿过锁胸筋膜后行于胸大肌深面，并分布至该肌。此神经在走行过程中，尚发出一支与胸内侧神经的分支汇合，分布于胸小肌。

（4）胸背神经（C_6~C_8）：发自臂丛后束，沿肩胛骨外侧缘伴肩胛下血管下行，分支分布于背阔肌。乳腺癌根治术过程中清除淋巴结时，应注意勿伤及此神经。

（5）腋神经（C_5，C_6）：从臂丛后束发出，与旋肱后血管伴行向后外方向，穿经腋窝后壁的四边孔后，绕肱骨外科颈至三角肌深面，发支支配三角肌和小圆肌。余部纤维自三角肌后缘穿出后延为皮神经，分布于肩部和臂外侧区上部的皮肤，称为臂外侧上皮神经。肱骨外科颈骨折、肩关节脱位和使用腋杖不当所致的重压，都有可能造成腋神经的损伤，导致三角肌瘫痪。此时表现为臂不能外展，肩部和臂外上部皮肤感觉障碍。由于三角肌萎缩，患者肩部亦失去圆隆的外形。

（6）肌皮神经（C_5~C_7）：自臂丛外侧束发出后，向外侧斜穿喙肱肌，在肱二头肌与肱肌之间下行，沿途发支分布于以上三肌。此外另有纤维在肘关节稍下方，从肱二头肌下端外侧穿出深筋膜，分布于前臂外侧面的皮肤，称为前臂外侧皮神经。肱骨骨折和肩关节损伤时可伴发肌皮神经的损伤，此时表现为屈肘无力以及前臂外侧部皮肤感觉的减弱。

（7）正中神经（$C_6 \sim T_1$）：由分别发自臂丛内侧束和外侧束的内侧根和外侧根汇合而成。两根挟持腋动脉向外下方呈锐角合为正中神经主干后，先行于动脉的外侧，继而在臂部沿肱二头肌内侧沟下行。下行途中，逐渐从外侧跨过肱动脉至其内侧，伴随同名血管一起降至肘窝。从肘窝继续向下穿旋前圆肌和指浅屈肌腱弓后在前臂正中下行，于指浅、深屈肌之间到达腕部，然后行于桡侧腕屈肌腱与掌长肌腱之间，并进入屈肌支持带深面的腕管，最后在掌腱膜深面分布至手掌。正中神经在臂部一般没有分支，在肘部及前臂发出许多肌支，其中沿前臂骨间膜前面下行的骨间前神经较粗大，行程较长。正中神经在前臂的分布范围较广，支配除肱桡肌、尺侧腕屈肌和指深屈肌尺侧半以外的所有前臂屈肌和旋前肌。在手部屈肌支持带的下方正中神经发出一粗短的返支，行于桡动脉掌浅支外侧进入鱼际，支配除拇收肌以外的鱼际肌群。在手掌区，正中神经发出数条指掌侧总神经，每一条指掌侧总神经下行至掌骨头附近又分为两支指掌侧固有神经，后者沿手指的相对缘行至指尖。正中神经在手部的分布可概括为：运动纤维支配第 1、2 蚓状肌和鱼际肌（拇收肌除外）；感觉纤维则分布于桡侧半手掌、桡侧三个半手指掌面皮肤及其中节和远节指背皮肤。

正中神经极易在前臂和腕部外伤时被损伤，出现该神经分布区的功能障碍。旋前肌综合征为正中神经在穿过旋前圆肌和指浅屈肌起点腱弓处受压损伤后出现的症状，表现为该神经所支配的肌收缩无力和手掌感觉障碍。在腕管内，正中神经也易因周围结构的炎症、肿胀和关节的病变而受压损伤，出现腕管综合征，表现为鱼际肌萎缩，手掌变平呈"猿掌"，同时桡侧三个半手指掌面皮肤及桡侧半手掌出现感觉障碍。

（8）尺神经（C_8，T_1）：自臂丛内侧束发出后，从腋动、静脉之间穿出腋窝，在肱二头肌内侧沟伴行于肱动脉内侧至臂中面。继而穿内侧肌间隔至臂后区内侧，下行进入肱骨内上髁后方的尺神经沟。在此由后向前穿过尺侧腕屈肌的起点，行至前臂前内侧份。到达前臂后，尺神经伴随尺动脉，在其内侧下行于尺侧腕屈肌与指深屈肌之间。在桡腕关节上方尺神经发出手背支后，主干在豌豆骨桡侧、屈肌支持带浅面分为浅支和深支，在掌腱膜深面、腕管浅面进入手掌。尺神经在臂部不发任何分支，在前臂上部发肌支支配尺侧腕屈肌和指深屈肌尺侧半。从桡腕关节上方发出的手背支，在腕部伸肌支持带浅面转至手背部，发分支分布于手背尺侧半和小指、环指及中指尺侧半背面皮肤。浅支分布于小鱼际表面的皮肤、小指掌面皮肤和环指尺侧半掌面皮肤。深支分布于小鱼际肌、拇收肌、骨间掌侧肌、骨间背侧肌及第 3、4 蚓状肌。

尺神经容易受到损伤的部位包括肘部肱骨内上髁后方、尺侧腕屈肌起点处和豌豆骨外侧。尺神经在上两个部位受到损伤时，运动障碍主要表现为屈腕力减弱，环指和小指远节指关节不能屈曲，小鱼际肌和骨间肌萎缩，拇指不能内收，各指不能相互靠拢。同时，各掌指关节过伸，出现"爪形手"。感觉障碍则表现为手掌和手背内侧缘皮肤感觉丧失。若在豌豆骨处受损，由于手的感觉支已发出，所以手的皮肤感觉不受影响，主要表现为骨间肌的运动障碍。

（9）桡神经（$C_5 \sim T_1$）：为臂丛后束发出的神经分支。该神经发出后初始位于腋动脉的后方，与肱深动脉伴行，先经肱三头肌长头和内侧头之间，继而沿桡神经沟绕肱骨中段后面行向外下，在肱骨外上髁上方穿过外侧肌间隔至肱桡肌与肱肌之间，后继续下行于肱肌与桡侧腕长伸肌之间。桡神经在肱骨外上髁前方分为浅支和深支两终末支。桡神经浅支为皮支，自肱骨外上髁前外侧向下沿桡动脉外侧下行，在前臂中、下 1/3 交界处转向背侧，继续下行至手背部，分为 4~5 支指背神经，分布于手背桡侧半皮肤和桡侧三个半手指近节背面的皮肤。桡神经深支较浅支粗大，主要为肌支。该支在桡骨颈外侧穿过旋后肌至前臂后面，沿前臂骨间膜后面，在前臂浅、深伸肌群之间下行达腕关节背面，沿途分支分布于前臂伸肌群、桡尺远侧关节、腕关节和掌骨间关节。因其走行及分布的特点，深支又被称为骨间后神经。桡神经在臂部亦发出较多分支，其中肌支主要分布于肱三头肌、肘肌、肱桡肌和桡侧腕长伸肌。关节支分布于肘关节。皮支共有 3 支：臂后皮神经在腋窝发出后分布于臂后区的皮肤；臂外侧下皮神经在三角肌止点远侧浅出，分布于臂下外侧部的皮肤；前臂后皮神经自臂中面外侧浅出下行至前臂后面，后达腕部，沿途分支分布于前臂后面皮肤。

桡神经在肱骨中段和桡骨颈处骨折时最易发生损伤。在臂中段的后方，桡神经紧贴肱骨的桡神经沟走行，因此肱骨中段或中、下 1/3 交界处骨折容易合并桡神经的损伤，导致前臂伸肌群的瘫痪，表现为抬前臂时呈"垂腕"状，同时第 1、2 掌骨间背面皮肤感觉障碍明显。桡骨颈骨折时，可损伤桡神经深支，出现伸腕无力，不能伸指等症状。

（10）臂内侧皮神经（C_8，T_1）：从臂丛内侧束发出后，在腋静脉内侧下行，继而沿肱动脉和贵要静脉内侧下行至臂中面附近浅出，分布于臂内侧和臂前面的皮肤。该神经支在腋窝内常与肋间臂神经之间有交通。

（11）前臂内侧皮神经（C_8，T_1）：发自臂丛内侧束，初行于腋动、静脉之间，继而沿肱动脉内侧下行，至臂中面浅出后与贵要静脉伴行，终末可远至腕部。该神经在前臂分为前、后两支，分布于前臂内侧份的前面和后面的皮肤。

第二节 肩难产助产术

肩难产是指胎头娩出后，胎儿前肩嵌顿于耻骨联合后上方，用常规手法牵引不能娩出胎儿双肩的急性难产，需要用各种肩难产助娩手法协助胎肩娩出。肩难产是一种可导致严重不良妊娠结局的产科急症，虽然发生率不高，但一旦发生，处理不当将发生严重母婴并发症，形成终身残疾，甚至母婴死亡等严重后果。由于目前的医学技术难以预测，难以防范，因此加强规范诊治、熟练掌握肩难产处理显得尤为重要。产科接产人员应熟知肩难产高危因素，熟练掌握紧急情况下解除肩难产嵌顿的技能，随时做好处理肩难产的急救准备。

一、适应证

1. 胎头经阴道娩出后，不能顺利完成复位、外旋转，出现胎颈回缩，嵌顿于母体会阴部。胎儿下巴紧密贴合于母体会阴部（乌龟征）是肩难产的典型表现，但非诊断指标。

2. 通常在胎头娩出后，初步牵引未成功娩出胎儿肩部时，即可做出肩难产的诊断并进行相应手法娩出胎儿。

3. 孕妇分娩期异常，如产程延长、停滞、胎先露下降缓慢，尤其是伴有第二产程延长、胎头原地拨露等，提示可能发生肩难产，做好肩难产的处理准备。

二、禁忌证

1. 胎儿肩－头比例或者肩－胸比例增加与肩难产密切相关，也成为胎儿机械性损伤的一个重要机理。所以孕晚期提示胎儿双肩径明显增宽者，不宜阴道试产，胎头娩出后行肩难产手法助产对母婴损伤较大。

2. 胎体巨大肿物等明显增加肩及胎体部横径者，肩难产手法助产对母婴损伤大。

三、术前评估

1. 新生儿体重是肩难产最为相关的危险因素，肩难产发病率随胎儿体重增加而增加。新生儿体重在 4000~4500g 的肩难产发生率为 3%~10%；＞4500g 的，发生率为 8%~24%。但 50% 的肩难产发生在 ＜4000g 的新生儿。鉴于上述情况，UpToDate 和美国妇产科医师学会归纳出下述三种择期剖宫产指征：妊娠期糖尿病孕妇，估计胎儿体重＞4500g；非糖尿病孕妇，估计胎儿体重＞5000g；当胎先露在坐骨棘平面以上需要产钳助产阴道分娩且估计胎儿体重＞4000g；有肩难产病史，尤其有严重新生儿产伤史的孕妇。

2. 糖尿病孕产妇肩难产的风险特别高，孕妇因高血糖和高胰岛素共同作用，胎儿常过度生长，因胎肩部组织对胰岛素更敏感，胎肩异常发育使其成为胎儿全身最宽的部分，加之胎儿出生体重大，胎儿胸部和头部的比例比未患糖尿病孕产妇的胎儿高，胎儿体型改变使妊娠糖代谢异常孕妇有发生肩难产的风险。所以孕期应重视孕妇血糖检查，及时发现糖代谢异常，合理干预、治疗，控制孕期体重异常增长，对减少巨大儿发生、预防肩难产意义重大。

3. 怀疑高出生体重、产程异常和器械助产阴道分娩三者组合的肩难产风险可达 21%。

4. 既往有肩难产史，再次发生肩难产的概率升高这可能与再次分娩胎儿体重超过前次妊娠、母体肥胖或合并糖代谢等因素有关。既往有肩难产史者，再次妊娠肩难产发生率为 1% ~16.7%，而一般产科人群的发生率 < 1%。但肩难产史并不是剖宫产的指征，应综合各种因素决定分娩方式。

5. 肥胖、过期妊娠、男婴、高龄、妊娠期体重增加过多，以及产时器械助产阴道分娩、产程异常和（或）产程停滞等，都是肩难产的危险因素。

6. 约 50% 的肩难产病例并无明确的危险因素，产前预测肩难产价值很低（ < 10%），包括骨盆测量结果和胎儿体重在内。对这些孕产妇综合评估胎儿体重、孕周、孕妇血糖耐受能力及上次新生儿损伤程度后，应向孕产妇本人及家属说明择期引产或剖宫产的利弊，并告知肩难产预测、预防的不确定性（国内巨大儿不是引产指征，巨大儿通常于 41 周引产），综合决定分娩方式。

7. 肩难产为产科急症，需快速判断，准确评估，并及时做好相应处理措施。分娩进入二程，胎头着冠后将顺利娩出，胎头娩出后完成复位与外旋转需 30 秒左右，正常情况下接产人员轻轻向下牵拉胎儿即可顺利娩出胎肩、胎体，若一旦出现胎头娩出后胎头回缩（提示胎肩下降受阻），即高度怀疑肩难产，此时不能再过度牵拉胎头，应按肩难产处理流程处理。有以下情况，即做肩难产手法操作。

（1）胎头娩出后紧贴产妇会阴部甚至回缩。

（2）胎儿面部、下颌娩出困难。

（3）胎头复位失败。

（4）胎肩下降失败。

四、术前准备

1. 接产过程中一旦发生肩难产，应避免惊慌，立即寻求帮助，迅速通知相关人员。

2. 寻求帮助时应明确说明"因肩难产求助"。

3. 肩难产是骨性难产，为胎肩嵌顿，会阴侧切是非必需的，因为会阴侧切无法解除胎肩嵌顿，但有利于接生者实施阴道内操作，因此应有选择的使用。

4. 预测有肩难产发生时应立即准备新生儿复苏，包括复苏相关人员、器械设备和药物，及时请儿科、麻醉科医生配合救治，减少新生儿窒息的发生。

5. 详细进行阴道检查，了解胎儿、产妇当时的具体情况，给予孕妇充分供氧、建立静脉通道、密切监测生命体征，迅速清理婴儿口鼻黏液、吸氧。

6.熟知肩难产处理流程：肩难产常突然发生，新生儿窒息率和死亡率高，若要做到紧急情况下仍能准确无误的做好每一项操作，最重要的是提前制定肩难产抢救流程，对医院所有可能参与肩难产抢救的人员进行培训，反复训练及考核，使所有医务人员能够各尽其职，只有这样才能为紧迫的肩难产抢救赢得时间。美国妇产科学会介绍了处理肩难产的口诀——"HELPERR"。

（1）Help：请求帮助，请产科高年资医师、助产士、麻醉科、儿科医师迅速到位，导尿排空膀胱。

（2）Episiotomy：做会阴侧切（选择性），以利于手术操作及减少软组织阻力。

（3）Leg McRoberts法：协助孕妇大腿向其腹壁屈曲。

（4）Pressure：耻骨联合上方加压配合接生者牵引胎头。

（5）Eenter：旋肩法。

（6）Remove：牵后臂法。

（7）Roll：如以上方法失败，采用Gasbin法，孕妇翻身，取掌膝位着床呈跪式。

每项操作所用时间应为30~60秒。要注意虽然口诀有先后，但操作不一定按照口诀先后顺序完成，可以同时应用多项操作，有效且合理地使用每项操作比按部就班地完成口诀更重要。

五、手术操作

胎头娩出后，胎肩娩出前应给予短暂停顿，以利于胎头复位和外旋转，此时双肩径从骨盆入口平面下降，转到中骨盆平面前后径位置，再继续下降有利于胎肩娩出。如常规手法无法牵出胎肩，考虑肩难产。

若肩难产骤然发生，应立即嘱孕妇不再用腹压，改用下列方法。

1. 屈大腿法（Legs，McRoberts 法）：处理肩难产的首选方法，简单、有效。在松解嵌顿的胎肩或者减少母婴并发症时，没有循证医学的数据表明哪种手法更为优越。但是建议首先实施屈大腿手法似乎更合理。

具体操作：孕妇大腿极度屈曲，并压向腹部。此方法不能改变孕妇骨盆尺寸，但可以使骶骨连同腰椎展平，使原阻塞产道骶岬变平，并使胎儿脊柱弯曲、胎儿后肩越过骶岬，进一步下降到骶骨窝内。同时，因缩小了骨盆倾斜度，使母体用力方向与骨盆入口平面垂直，且孕妇耻骨向其头部方向靠拢，使受压胎儿前肩松动。当操作有效时，正常牵引力量可娩出胎儿。

2. 耻骨上加压法（Suprapubic pressure），也叫压前肩法：助手在孕妇耻骨联合上方触及胎儿前肩，向后下按压胎肩，使胎肩内收，或向前压下，使前肩通过孕妇耻骨联合。持续加压或间断加压均可。此法结合屈大腿法可以成功解除大多数的肩难产。操作前要排空膀胱。

3. 旋肩法：包括 Rubin 法和 Woods 法。

（1）Rubin 法：术者将手指伸入阴道内，置于胎儿前肩或后肩背侧，将胎肩向胸部推动，以解除胎肩嵌顿。

（2）Woods 法：术者将手指从胎儿一侧进入到胎儿后肩处，向胎儿后肩前表面施压，外展后肩，以解除胎肩嵌顿。

（3）以上两种方法如果未能起效，可以两种方法连用。术者一只手放在胎儿前肩背侧，向胸侧压前肩，另一只手从胎儿前方进入胎儿后肩处向背侧压后肩，两手协同使胎肩在耻骨联合下转动，像转动螺丝钉一样将胎肩旋转解除嵌顿。

4. 牵后臂娩后肩法（Delivery of posterior arm）：将胎儿后臂牵出，以腋肩径代替双肩峰径，使胎儿降到骨盆陷凹内，使胎前肩内收从前方解脱嵌顿。术者一手沿骶骨伸入阴道，进手困难则行会阴切开，胎背在产妇左侧用左手，胎背在产妇右侧用右手。沿胎儿后上肢到肘部，如果肘关节呈屈曲状态，可抓住前臂或胎手，将胎儿后臂掠过胎儿胸部，以"洗脸"的方式使后臂经胸前娩出；如果肘关节处于伸直状态，在肘窝处用力使肘关节屈曲，然后抓住前臂或胎手娩出后臂。通常先拉出胎手，然后是上臂，最后是肩膀。当手臂被拉出时，胎儿呈螺旋样旋转，前肩转至耻骨联合下方，然后娩出。屈曲肘关节是防止肱骨骨折的关键。此方法是处理肩难产最有效的方法。

5.手-膝位（Gasbin法）：又称为"四肢着床"法，是处理肩难产的一种安全、快速、有效的操作方法。可以在孕妇屈大腿法、耻骨上加压法无效后立即实施。迅速将孕妇由膀胱结石位转为双手掌和双膝着床，呈趴在床上的姿势。向下的重力及增大的骨盆真结合径和后矢状径可以使部分胎肩从耻骨联合下滑出。如无效，可先借助重力轻轻向下牵拉胎头，先娩出靠近尾骨的后肩，如胎肩仍无法娩出，可结合旋肩法和牵后臂法。此时，不再行会阴保护，术者从胎儿面部、胸部一侧，将同侧手掌进入阴道，如胎儿面部朝向术者右侧则进入右手，否则术者左手进入阴道。找到胎儿在母体骶尾关节下方的手臂（多选择后臂，此时后肩已变成前肩），并使胎儿手臂肘关节屈曲，紧接着将胎儿后臂掠过胎儿胸部呈"洗脸式"通过会阴娩出。当手臂被拉出时，前肩就会解除嵌顿，然后娩出。该方法极其有效，建议推广应用。

6.断锁骨法：在临近母亲耻骨支方向折断锁骨。尽管这样可以减小胎儿双肩周径，但损伤臂丛和肺血管的风险明显增加，同时会在胎儿皮肤上形成永久性瘢痕，且可能会导致胎儿宫内死亡，因此此法不提倡。

7.胎头复位剖宫产法（Zavanelli法）：将胎头复位于产道或宫腔内然后行即刻剖宫产。这种方法是分娩过程的逆转，应用指压使胎头在宫腔内恢复。宫缩抑制剂＋麻醉剂联合应用使复位成功，然后行剖宫产结束分娩。该种方法选择应根据胎儿情况、家属要求、医生经验和医院条件而定。此时，胎儿多有严重并发症。

8. 耻骨联合切开术：只能在尝试挽救胎儿生命时才能使用。因为此方法可使母体并发症明显增多，如膀胱颈损伤、感染等。操作时，患者应处于过度外展的膀胱截石位，放置尿管，局麻后，切开或剪开耻骨联合。这种方法需要快，同时骨科大夫要配合手术，数分钟内几乎难以完成。这种方法对抢救肩难产的价值不明确。

9. 子宫切开术：全身麻醉后行剖宫产术，术者经腹部在子宫切口内以 Woods 手法转动胎肩，另一位医师经阴道牵拉出胎儿。

六、注意事项

1. 一旦发生肩难产，不要慌乱，迅速呼救，组建紧急反应抢救团队。首先启动即刻剖宫产模式，呼叫产科医生、助产士、麻醉科医生和儿科医生到场。一旦启动即刻行剖宫产，由硬膜外导管给予3% 氯普鲁卡因 20ml 硬膜外推注，同时快速转运产妇到手术室。没有硬膜外分娩镇痛的，快速行全麻剖宫产。

2. 新生儿科：科室医生听到紧急呼叫，奔赴产房，随时做好新生儿复苏的抢救准备。

3. 屈大腿法有效，因为平卧时骨盆入口平面与椎体轴夹角较小（骨盆倾斜度大），大腿极度屈曲使骨盆入口平面与椎体轴夹角增大（骨盆倾斜度减小）。但此法要注意标准体位，孕妇去枕平卧，同时要警惕髋关节屈曲过度和母亲大腿在腹部过度外展，因反复屈大腿法会增加胎儿臂丛损伤风险，另外也有导致产妇耻骨联合分离、暂时股神经病变的可能。

4. 肩难产操作时注意避免孕妇增加腹压，因为孕妇直接增加腹压已经不能娩出胎肩，只会进一步冲击耻骨联合后的胎肩，加剧胎肩嵌顿，增加宫腔内压力，也增加了胎儿永久性神经损伤和骨损伤的发生概率。同时，在宫底加腹压可加重肩部的嵌塞，可能导致子宫破裂。所以，肩难产时应避免在宫底加压，同时告知孕妇避免增加腹压。

5. 肩难产时，胎肩嵌顿于耻骨联合下，阴道内往往充满了肢体，施术者常很难将手指伸入阴道内，无法有效实施肩难产助产手法。在旋肩法时，注意不要转动胎儿颈部及胎头，前肩嵌顿解除前不宜牵拉胎头，以避免造成臂丛神经损伤等并发症。

6. 行牵后臂法的操作时，有时需要旋转胎体使胎后臂转至前面以利于牵出。牵后臂时，着力点应在胎儿后臂肘窝处，使肘关节屈曲，胎臂从胎儿胸前滑出。不能紧握和直接牵拉胎儿上肢，以免造成胎儿骨折。

7. 行手－膝位法操作时，将孕妇翻转后应迅速降低产床便于操作。术者手应选择从阴道一侧进入，进入阴道的手与母体骶尾关节下方的手呈左右配对，否则操作困难，不易成功。进入阴道后，如胎儿肘关节呈伸直状，难以屈曲，术者应将手指放置于胎儿腋下，顺产道先将一侧胎肩娩出。接生者要适应这种体位助产，在模型上反复练习。如经以上操作后仍分娩胎儿困难，可将孕妇尽快恢复膀胱截石位，按常规方法即可娩出胎肩。

8. 肩难产时，若发现任何脐带绕颈，不要切断或钳夹脐带，因为此时仍有一些脐带血液循环，一旦剪断脐带，仅有胎头娩出，胎儿无法迅速建立正常有效的呼吸，将会加重胎儿缺氧和低血压。

9. 胎肩娩出困难，常为前肩，但胎儿后肩被母体骶骨岬嵌顿也可能发生肩难产。

10. 胎儿娩出后应立即进行脐动脉、脐静脉血气分析，重点是 pH 值和 BE 值等，除非胎儿必须心肺复苏。

11. 翔实、及时地准确记录分娩过程。肩难产是产科医疗诉讼四种常见原因之一。如何提高医疗质量，减少母儿并发症，处理因肩难产导致的医疗诉讼是产科医生面临的难题。在所有难产中，对于医疗诉讼需提供的重要信息如下所示。

（1）胎儿娩出后立即进行脐动脉血气分析。

（2）告知孕妇及其家属。

（3）翔实准确地记录分娩过程。

12. 肩难产干预措施一定要有详细的记录，包括以下信息。

（1）诊断难产时间及方法。

（2）产程（活跃期和第二产程）。

（3）胎头位置及旋转。

（4）会阴切开术记录。

（5）麻醉方法。

（6）胎儿牵拉力量估计。

（7）所使用手法的顺序、持续时间、结果。

（8）肩难产持续时间。

（9）在开始分娩诱导和加强宫缩前全面的骨盆测量记录。

（10）胎儿娩出后的新生儿评分。

13. 分娩前及肩难产发生后告知孕妇出现肩难产的信息，有效沟通非常重要，并及时将结果告知产妇和家属，充分知情同意，取得孕妇及家属的配合和理解。

14. 新生儿娩出后应行神经系统检查，如臂丛神经功能检查，观察新生儿双上肢肌张力、活动度，是否有锁骨骨折等。必要时请儿科、神经科、骨科医生查体。

七、结局评价

1. 必须清楚地认识到，产房多学科团队医疗与安全体系是有效处理肩难产的最根本保证。

2. 肩难产团队合作处理原则：尽管不同临床情况下肩难产的处理方式不同，但一些系统的临床管理途径可用于应对各种肩难产。无论采用何种手法及处理方法，母亲与婴儿的并发症都不可预测，也可能在所难免。通常在初步牵引未成功娩出胎儿肩部时即可做出肩难产的诊断。

3. 在肩难产事件发生时，有效沟通非常重要，需记录肩难产诊断的时间和完成分娩的时间，要求额外的护士、产科医生以及麻醉科医生的支援。

4.肩难产后要重点关注母婴并发症,特别是软产道撕伤缝合,术后严防产后出血及感染。新生儿多学科会诊和查体,及时发现问题,及时解决,以免延误诊治。

八、并发症

肩难产发生于胎头娩出后,情况紧急,如处理不当将发生严重母婴并发症,甚至导致新生儿重度窒息和新生儿死亡。

母体并发症包括:重度会阴撕伤、血肿、产后出血、感染、子宫破裂、泌尿道损伤及生殖道瘘等。

婴儿并发症包括:新生儿窒息、臂丛神经损伤、锁骨骨折、颅内出血、吸入性肺炎,甚至膈神经麻痹、死亡等。远期后遗症有神经、精神心理发育障碍、语言功能障碍、口吃等。

1.产后出血、会阴伤口感染:产后应注意仔细检查软产道,对产程较长者及时留置导尿管,及早发现泌尿道损伤,如疑诊泌尿道损伤应及时请相关科室会诊,决定治疗方案。会阴伤口严重撕伤、可能发生伤口感染者,宜采用碘伏等冲洗伤口,会阴皮肤切口宜采用丝线全层间断缝合、不留死腔、对合整齐,产后注意会阴部清洁,预防感染。一旦发现感染,及时清创,引流。

2.子宫破裂:宫腔内旋转胎肩、牵拉后臂,特别是 Zavanelli 法常易导致子宫破裂。胎肩嵌顿于耻骨联合上导致分娩梗阻,使子宫下段过度拉长、变薄，形成上、下段间的病理性缩复环，加上阴道内操作，上推胎肩易导致子宫破裂。子宫破裂为急腹痛，并伴有低血容量性休克症状。检查时可发现腹部压痛，尤其是耻骨联合上压痛，或子宫下段出现形状不规则的明显压痛的区域，或病理性缩复环。随病情进展，将出现全腹压痛、反跳痛、肌紧张、肠鸣音消失等腹膜刺激症状。子宫破裂后，经腹壁易扪及胎体，胎心音消失，孕妇有贫血及休克体征，血压进行性下降，脉快，子宫下段破裂累及膀胱时，尿中可有血或胎粪。一旦发现子宫破裂应迅速准确估计孕妇情况，积极配血输血，尽快补充血容量，在维持基本生命体征的前提下，尽快行剖腹探查术，迅速止血，取出胎儿及胎盘等。术中注意检查膀胱等邻近脏器有无损伤、血肿等，及时修复损伤脏器，放置腹腔引流管，便于术后观察。术后需给广谱抗生素预防或控制感染。

3. 臂丛神经损伤：又称为产瘫。在分娩过程中，尤其是处理肩难产时，过度向一侧牵拉胎头，或臀位分娩胎头尚未娩出时，用力向下牵拉胎肩，可能导致胎儿一侧或双侧臂丛神经损伤。Roberts法在处理肩难产时，成功率可达60%，但在严重肩难产时反复尝试该法，会增加臂丛神经损伤的风险。臂丛神经损伤是最严重的新生儿并发症之一，发生率为2%~16%。幸运的是，绝大多数患儿神经功能可恢复正常，只有约10%的患儿出现永久性的神经功能障碍。但并非所有臂丛神经损伤都和肩难产有关，临床统计数据显示，约1/3的臂丛神经损伤与肩难产无关，有 4% 的臂丛神经损伤见于剖宫产后。应对疑有臂丛神经损伤的患儿应早认识、早诊断，并给予适当处理。应对所有新生儿进行详细查体，并请儿科、骨科医师会诊，协助诊断并制订详细的治疗计划，及时与孕产妇及其家属沟通，期望尽快恢复新生儿神经功能。

4. 新生儿窒息：从病理生理学角度，胎头娩出后，胎肩嵌顿在母亲耻骨联合上方，可导致脐带受压，脐带血流中断，出现胎儿宫内窘迫、窒息、胎粪吸入，更严重的可出现新生儿缺血缺氧性脑病、脑瘫甚至死亡。无论母亲是否有糖尿病，新生儿窒息在肩难产中都很常见。处理肩难产之前即做好新生儿抢救准备，包括复苏人员、器械、药物，提高新生儿抢救水平，预防新生儿严重并发症发生。

5. 新生儿颅内出血、锁骨骨折、肱骨损伤等。

九、技术拓展

1. 分娩镇痛：提供最佳分娩镇痛，完全松弛的骨盆将有利于胎肩的娩出，如遇到肩难产，也容易将娩出的胎头再推回到子宫内。对于具有巨大胎儿的孕妇，应实施分娩镇痛，随时做好即刻剖宫产的准备。

2. 团队模拟训练：由于肩难产是一个高危、低频率事件，团队模拟（实景）训练是一个有效的准备方法。平时在模型上练习肩难产操作手法，预防臂丛神经损伤，鼓励与相关科室合作，建立产科急救小组。模拟训练可改善沟通、促进各种手法的熟练使用、保证全面的事件记录，并可很好地改善母婴结局、更好地处理肩难产、减少肩难产的母婴并发症。

3. 肩难产助娩方式探讨：对于有危险因素的孕妇，考虑到可能发生肩难产，"高级产科生命支持"（AISO）建议用"头肩操作法"经"连续分娩"娩出胎肩，即助产士在胎头娩出后立即娩出胎肩而不应中断操作去吸口咽的黏液，以维持胎儿先前的冲力。但是另外一种观点却认为，胎肩娩出前应给予短暂的停顿，以利于胎头娩出复位和外旋转，双肩径转到斜径，便于胎肩娩出。但是究竟哪种方法更利于预防肩难产的发生，目前尚无随机对照的临床研究。

4. 关于会阴侧切的必要性：目前尚有很大争议，部分学者认为对所有可能发生肩难产的病例，均需要行会阴侧切；但是另外一部分学者的研究却表明，肩难产时会阴侧切术并不能解除胎肩嵌顿，不会降低臂丛神经损伤风险，也不影响肩难产患者的分娩结局。产科急症管理小组（Managing Obstetric Emergencies and Trauma，MOET）建议有选择性地行会阴侧切，在实施"旋肩法"或"牵后臂法"时方可使用。

5. 预防性引产是否能预防肩难产：糖尿病和巨大儿均为肩难产发生的主要危险因素。理论上，适时终止妊娠将阻止胎儿继续生长，减低剖宫产和肩难产的危险性。目前证据尚不支持对怀疑巨大儿的孕妇进行早期引产。

6. 选择性剖宫产是否能预防肩难产：现有资料表明，巨大儿为肩难产的主要因素，肩难产发生率随胎儿体重增加而明显增加。但对所有怀疑巨大儿的孕妇行剖宫产是不恰当的，除非非糖尿病孕妇新生儿出生体重估计大于 5000g 和糖尿病患者新生儿出生体重估计大于 4500g。

7. 有关肩难产的培训：肩难产是一种发生率很低但难以预料的产科急症，目前尚无准确方法预测肩难产的发生。一旦发生肩难产，在胎头娩出 5 分钟左右，如胎肩无法娩出，47% 的新生儿将发生严重并发症，甚至死亡。肩难产无法预测，难以预防。因此，所有接产人员（助产士、产科医生）掌握肩难产处理非常重要，制定有关肩难产抢救流程，培训医院所有可能参与肩难产抢救的人员，反复训练及考核，使所有医务人员能够各尽其职，做到紧急情况下仍能准确无误地做好有关肩难产处置的每一项操作，为紧迫的肩难产抢救赢得时间，有效减少母婴并发症发生，并与相关科室合作建立产科急救小组，及时作好各种记录，有效减少肩难产及各种相关并发症发生。

8. 有专家建议将肩难产定义为：胎头至胎体娩出时间间隔 ≥ 60 秒，和（或）需要辅助手法协助胎肩娩出者。

十、预后

1. 总体上说，虽然目前已知一些肩难产的高危因素，但肩难产仍不能被准确预测与预防。也就是说，医护人员需要在知晓肩难产高危因素，及早发现高风险分娩病例的同时，及时预警并时刻准备肩难产的应急处理。

2. 肩难产为骤然发生的产科急症，围产儿死亡率及新生儿严重并发症均较高。因缺乏准确识别肩难产的方法，很难确定谁会发生肩难产，因而目前肩难产尚无法有效预测、预防。

3. 因为肩难产诊断预警的困难性，产房的多学科应急反应应该被"过度"报告，以获得提前量，避免反应的不及时。

4. 尽管不同临床情况下肩难产的处理方式不同，但一些系统的临床管理途径可用于应对各种肩难产。无论采用何种手法及处理方法，母亲与婴儿的并发症都不可预测，也可能在所难免。

参考文献

［1］ 李洁，张云，李慧. 肩难产的高危因素、风险预警指标及临床处理方法的研究［J］. 当代护士（中旬刊），2021，28（01）：16-17.

［2］ 吴侠霏，漆洪波. 妊娠期糖尿病患者的分娩时机及方式［J］. 中华产科急救电子杂志，2021，10（01）：36-39.

［3］ Sancetta R, Khanzada H, Leante R. Shoulder Shrug Maneuver to Facilitate Delivery During Shoulder Dystocia［J］. Obstet Gynecol. 2019, 133（6）：1178-1181.

［4］ Hill MG, Cohen WR. Shoulder dystocia：

prediction and management [J]. Womens Health (Lond), 2016, 12 (2): 251–261.

[5] Hill DA, Lense J, Roepcke F. Shoulder dystocia: managing an obstetric emergency [J]. Am Fam Physician, 2020, 102 (2): 84–90.

[6] Menticoglou S. Shoulder dystocia: incidence, mechanisms, and management strategies [J]. Int J Womens Health, 2018, 9 (10): 723–732.

[7] Ouzounian JG. Shoulder dystocia: incidence and risk factors [J]. Clin Obstet Gynecol, 2016, 59 (4): 791–794.

第十一章　宫颈裂伤缝合术

人体的器官，分为体表器官和内脏器官。女性子宫颈的一部分位于盆腔之内，属于内脏器官；一部分位于阴道的顶端，是可以看得见，摸得着的，又称其为体表器官。所以它是人体内少见的"两栖"器官，既有内脏部分，又有体表部分。子宫颈位于子宫的最下部，呈圆锥形，是子宫与阴道的过渡部分。其位于阴道穹窿的顶部，端部向下，突露于阴道之内。育龄女性的子宫颈：长径2.5~3.0cm，横径2.2~2.5cm，前后径约1.5cm，宫颈宽1.5~2.5cm，硬度如软骨。子宫颈下半部伸入阴道称"宫颈阴道段"，上半部为"宫颈阴道上段"。宫颈管为梭形，上为内口，下开口于阴道，为宫颈外口，未产者呈圆点状，已产者因分娩时裂伤，多呈"一"字形。宫颈以外口为界，分为上下两唇。宫颈主要由结缔组织构成，含少量平滑肌纤维、血管及弹力纤维。

一、适应证

1. 宫颈裂伤为分娩期的并发症之一，是阴道分娩中最常见的软产道损伤之一。每例产妇都有发生宫颈撕裂的可能，特别是初产妇。宫颈撕裂的发生率初产妇约为 10%，经产妇约为 5%。

2. 宫颈裂伤可发生于 1 处或多处，由于子宫颈侧壁的肌肉及结缔组织成分少，撕裂一般多发生在3 点或 9 点处，以纵行撕裂居多，撕裂程度不等，多见为较轻者，为 2~3cm，严重者可延至阴道穹窿部、阴道上 1/3 或子宫下段。宫颈呈环形或半环形断裂脱落者，胎儿可从破口娩出，临床罕见。

3. 宫颈裂伤不超过 1cm 者，常无明显活动性出血，不需缝合，产后可自然愈合而遗留横行的裂口痕迹。超过 1cm 的纵行撕裂或有活动性出血者，应立即行宫颈裂伤缝合术。

二、禁忌证

无。

三、术前评估

阴道助产、胎方位异常、产程延长、新生儿体重、合并软产道炎症、有宫颈病变或手术史、不规范引产催产、宫颈水肿、急产或滞产、低年资助产士接生等因素均为宫颈裂伤发生的危险因素，另外是否与宫颈本身的因素有关，如宫颈较硬、宫颈过长、功能异常、组织结构异常等，有待进一步的研究。

1. 阴道助产：在子宫颈未开全时上推宫颈或阴道手术操作方法不当，如：产钳置于子宫颈之外，或用产钳旋转胎头的方法不当，或在第一产程曾用力把子宫颈上托，企图刺激宫缩、促使子宫颈口迅速扩张，或行人工剥离胎盘术时动作粗暴损伤子宫颈，均可引起子宫颈裂伤。

2. 胎方位异常：因枕横位或枕后位刺激直肠导致孕妇过早屏气用力使用腹压，胎头径线较大，下降困难，宫颈压在胎头与骨盆之间，以致水肿与缺血，如缺血严重，可使部分或全部宫颈裂伤、坏死或脱落。

3. 产程延长：子宫颈长时间受压，局部缺血水肿，容易发生撕裂，严重时可发生坏死或呈环状撕脱。

4. 新生儿体重：胎儿过大，子宫颈因压迫处在胎头和骨盆之间，使该处组织脆弱，临产后子宫下端与子宫颈不断扩张，因而易裂伤；胎儿体重过低，子宫口未开全，产妇产力强，强行通过子宫颈急速娩出，造成子宫颈裂伤。

5. 合并软产道炎症：子宫颈的慢性炎症或合并滴虫、霉菌、细菌性阴道炎的患者，阴道、子宫颈充血、水肿，宫口扩张困难而致分娩过程中裂伤。

6. 宫颈病变、手术史：宫颈病变或既往行宫颈锥切等手术，使宫颈硬度增加，或形成瘢痕，弹性下降，组织糟脆，宫口扩张过程中易发生撕裂。

7. 不规范的引产、催产：不恰当使用催产素加强产力，或催产素浓度过高、速度过快，或使用前列腺素制剂引产，均可造成子宫收缩过频、过强，子宫颈来不及扩张，而被先露部的压力冲破；或第二产程不恰当使用腹压，都可造成子宫颈裂伤。

8. 宫颈水肿：若宫颈组织缺血、坚硬、糟脆，不能有效扩张，易致宫颈裂伤。

9. 急产或滞产：产妇宫缩过强，胎儿在子宫颈口未开全时过快经阴道娩出，软产道未得到充分扩张，造成子宫颈裂伤；产程延长或滞产，胎头压迫子宫颈过久致子宫颈缺血、水肿，甚至坏死，致弹性降低，子宫颈裂伤概率加大。

10. 低年资助产士接生：低年资助产士由于经验不足，接产手法不当，可能造成宫颈裂伤。

对存在以上高危因素的产妇，应警惕宫颈裂伤发生的可能，产后应常规进行阴道宫颈检查，发现裂伤及时处理，以防漏诊、漏治。无高危因素但胎盘娩出后子宫收缩不好，注射宫缩剂阴道出血未见减少，阴道有活动性出血，鲜红色，或产后反复有宫缩乏力发生，应考虑到宫颈裂伤的可能性，仔细检查宫颈。

四、术前准备

1. 因宫颈位置较深，应在良好照明、无菌条件下手术，充分消毒，暴露宫颈，必要时使用椎管内麻醉。

2. 宫颈检查的方法：常规检查出血不多时可用手指行阴道检查，绕宫颈一周，感觉有无裂口，但因第三产程子宫颈处于松弛状态，收缩不好，经常难以确诊，需利用器械协助。用两个单叶阴道拉钩充分暴露宫颈，用两把无齿卵圆钳钳夹宫颈口边缘，并向下牵引，动作要轻柔，从 12 点钟处开始，顺时针或逆时针方向，交替移动，依次检查子宫颈一周，尤其要特别注意子宫颈 3、9 点处，检查有无宫颈裂伤及裂伤深度、裂伤是否整齐、出血情况及注意宫颈是否环状脱落。较深的子宫颈裂伤可以延及阴道穹隆及阴道壁，查看时切不可遗漏。对宫颈纵裂较深者，还应伸手入宫腔检查子宫下段有无裂伤。有时见到子宫颈侧方裂伤整齐但出血量相当多，常是由于子宫动脉下支断裂所致，必要时借助超声协助诊断。对有内出血表现者，应即时行剖腹探查，评估子宫下段撕裂、阔韧带等盆腔出血及血肿情况。

3. 生命体征不平稳、阴道出血量多者，应积极行吸氧、补血、补液等抗休克治疗，同时手术，并监测阴道出血量、血压、心率、呼吸、血氧饱和度、尿量等。

五、手术操作

1. 要充分暴露裂伤，彻底止血。如宫颈有活跃性出血或裂伤大于 1cm，应用可吸收线间断或连续缝合宫颈全层，结扎要牢靠，达到止血目的。用两把无齿卵圆钳，钳拉裂伤两侧的宫颈，尽量暴露撕裂全貌，直视撕裂的顶端。首先应在距离裂口顶端 0.5cm 的健康组织先缝合 1 针，避免裂伤退缩血管出血，后缝合至距宫颈口约 0.5cm 处结束。要求内翻缝合。

2. 不要过早将第 1 针线结的多余缝线剪短，用血管钳提拉该多余缝线向阴道口方向牵拉，便于缝合操作，也便于此时用手指触摸第一针缝线上方是否留有裂隙。若发现仍有小裂隙应再补缝 1 针。

3. 若裂伤较深，其顶端暴露困难、产妇疼痛明显者，可以在麻醉帮助下进行，缝合方法同前。

4. 当子宫颈裂伤部位黏膜未破而肌纤维已断裂时，应剪开黏膜，在断裂两侧的肌纤维行间断缝合结扎。

5. 若合并阴道穹隆裂伤不深者，一并修复缝合。若裂口已达子宫下段甚至子宫体部，特别是 3 点、9 点部位，可能伤及子宫动脉，不应盲目缝合，可经腹、经阴道结合修补，一定要在靠近子宫侧缝扎。缝合时应避免损伤膀胱和输尿管。

6. 对宫颈环形裂口未脱落者可横向间断或连续缝合；对宫颈脱落坏死，无活动性出血者，可不予缝合。

六、注意事项

1. 宫颈裂伤的缝合顶端不能留死腔，尤其深裂伤超过阴道部时，应经腹在直视下处理较高的裂伤。这样处理不会漏掉子宫下段的裂伤，不会误扎输尿管或找不到出血的血管，尤其是裂伤发生于子宫旁，可能累及阔韧带血管时。经腹手术也较经阴道容易，故不要勉强经阴道处理。

2. 注意缝线的第 1 针必须在裂口顶端稍上方 0.5cm~1.0cm 处，使之能托住回缩的血管，否则不但影响愈合而且会继续出血。

3. 宫颈撕裂应缝合至宫颈游离缘上 0.5cm 为

止，不能缝合至宫颈边缘，以防宫颈缩复后形成宫颈管狭窄。

4.打结不能太紧，以免影响伤口愈合。

5.严重的宫颈撕裂可能不表现为外出血，而以内出血为主，形成阔韧带血肿或腹膜后血肿，若产妇阴道出血与失血体征不符，应考虑有宫颈裂伤上延可能，借助超声帮助诊断。严重的宫颈撕裂，应积极备血，由有丰富手术经验的高年资医师即时评估修复，若撕裂延及子宫下段、子宫体，按子宫破裂处理，及时剖腹探查、修补，挽救产妇生命。

6.术后保持会阴清洁，纠正贫血，酌情给予抗生素预防感染治疗。

七、结局评价

1.缝合后应观察 10~20 分钟，若不再有明显阴道出血，表明手术成功；若仍有出血，应再次检查，找到出血部位再次缝扎止血。一般说来，只要按步骤进行操作，缝扎后多能止血。

2.如组织糟脆，止血缝合困难，可用碘伏纱布块压迫宫颈，24 小时后取出，以达到止血目的。

八、并发症

1.宫颈裂伤的近期并发症：多为产后出血，严重的宫颈撕裂可延及阴道穹隆，甚至阴道上 1/3 段或子宫下段，波及子宫颈旁血管，造成子宫破裂、阔韧带或腹膜后血肿，引起大出血、失血性休克、弥散性血管内凝血、全身多脏器衰竭，甚至危及产妇生命。

2. 宫颈裂伤的远期并发症：可能导致宫颈机能不全、多次流产、慢性宫颈炎、宫颈外翻等。此外，宫颈裂伤可能是宫颈癌的诱发因素之一，对女性健康危害较大。

九、技术拓展

1. 子宫颈是女性生殖道的一部分，是由平滑肌、结缔组织、弹力纤维及血管等构成，其中以结缔组织为主要成分，平滑肌只占 15% 左右，故而子宫颈较女性其他生殖器官坚韧。妊娠期间受激素影响，子宫颈管内腺体增生、肥大，使宫颈充血、水肿、变软，临近预产期前后，结缔组织重新分布，使得子宫颈管开始缩短，并出现宫颈口轻度开大。临产后有效的子宫阵发性收缩使子宫颈管较快地短缩直至消失，子宫颈口不断开大直至开大 10cm。因子宫颈组织构成的特殊性，所以产程中胎儿通过扩大的子宫颈管时，容易发生子宫颈的裂伤。

2. 经阴道分娩时的宫颈裂伤与产妇的自身因素、产程进展的速度等多方面因素有直接关系。在产程中进行合理干预，科学的应用药物与助产操作，是有效的防治方法。针对宫颈裂伤的原因，要从以下几方面进行预防。

（1）严格掌握阴道助产的适应证和禁忌证。子宫颈口未开全时，不应经阴道行助娩术，如产钳术、臀牵引术等。经阴道手术助产后，应常规检查子宫颈有无裂伤，操作轻柔，避免人为地造成宫颈裂伤，发现裂伤立即缝合。行阴道内或宫腔内操作时，应按技术操作常规执行，动作轻柔，避免暴力，尽量避免医源性扩张、上推宫颈，减少不必要的人工干预。

（2）严密、科学地观察产程，发现胎位异常，及时指导孕妇纠正。嘱产妇不要过早使用腹压（严禁孕妇在子宫颈口尚未开全时或胎方位为枕后位时屏气、用力）。

（3）向孕妇做好宣教工作，孕期合理、健康饮食，积极治疗妊娠期并发症，避免巨大儿或低体重儿出生。

（4）做好孕前检查，加强育龄妇女性卫生健康知识宣传，积极防治软产道炎症及宫颈病变。宫颈病变应到正规医院治疗或手术，避免不必要的创伤形成瘢痕以至产力过强时造成宫颈裂伤。

（5）严格掌握催产、引产的适应证及药物的剂量，产程进展与宫缩同步，警惕强直宫缩、急产的发生。

（6）消除分娩的紧张恐惧，防止宫颈水肿的发生，适时软化宫颈。若出现宫颈水肿，可行宫颈封闭。软化宫颈的方法包括静脉注射间苯三酚或地西泮，或行宫颈封闭（利多卡因 5ml，加阿托品 0.5mg，或山莨菪碱 0.5mg 多点宫颈注射）。

（7）避免发生急产，当胎头着冠后嘱孕妇缓缓用力，切记孕妇猛然用力，胎儿过快娩出，造成子宫颈的撕裂。

（8）医务人员应增强工作责任感，不断从临床实践中总结经验，提高专业实践能力、接产技巧。

十、预后

1. 单纯的宫颈裂伤一般预后良好。产后6周应门诊常规复查，观察宫颈形态、愈合情况、颈管是否通畅等。

2. 宫颈裂伤如未损伤较大血管，一般无出血症状，易被漏诊，仅在日后妇科检查时发现宫颈一侧或两侧裂伤较深，使宫颈前后唇呈鸭嘴状。

3. 若合并子宫下段裂伤行经腹部手术修补后再次妊娠时应按瘢痕子宫处理，注意有无瘢痕部位妊娠，警惕子宫破裂等情况。

参考文献

［1］张为远. 中华围产医学［M］. 北京：人民卫生出版社，2012：1058-1059.

［2］霍彦，邓波儿. 1例自然分娩经产妇宫颈裂伤致严重子宫撕裂的个案报道并文献复习［J］. 中国计划生育和妇产科，2021，13（3）：94-96.

［3］赵智兰. 子宫颈裂伤的原因及防治［J］. 家庭医药，2020，（1）：391-392.

［4］邓翠艳，温凤云，马吉红. 产后出血与宫颈裂伤相关的158例分析［J］. 中国实用医药，2013，8（28）：126-127.

［5］Stanley RL, Ohashi T, Gordon J, et al. A

proteomic profile of postpartum cervical repair in mice［J］. J Mol Endocrinol, 2018, 60（1）: 17–28.

［6］ 杨烨，阴道分娩宫颈裂伤分析［J］. 世界最新医学信息文摘（连续型电子期刊），2018，18（33）: 60.

［7］ 成浩媛，陈燕，赵芳菲. 193 例宫颈裂伤临床资料分析［J］. 中国计划生育和妇产科，2018，10（4）: 82–85.

［8］ 曹泽毅. 中华妇产科学［M］. 第 2 版. 北京：人民卫生出版社，2005：1003.

［9］ 华克勤，丰有吉.《实用妇产科学》［M］. 第 3 版. 北京：人民卫生出版社，2014：79.

［10］孙江川，杨锡蒂，杨竹. 足月产宫颈裂伤 40 例分析［J］. 实用妇产科杂志，1994，（2）: 91–92.

第十二章　剖宫产术（头、臀、横、异常胎盘位置）

第一节　基础知识

子宫是孕育胚胎、胎儿和产生月经的器官，位于盆腔中央，前为膀胱，后为直肠，下端接阴道，两侧有输卵管和卵巢。宫底位于骨盆入口平面以下，宫颈外口位于坐骨棘水平稍上方。当膀胱空虚时，成人子宫的正常位置呈轻度前倾前屈位，主要靠子宫韧带及骨盆底肌和筋膜的支托作用。

子宫是有腔、壁厚的肌性器官，非孕期的子宫呈前后略扁的倒置梨形，重约 50g，长 7~8cm，宽 4~5cm，厚 2~3cm，容量约 5ml。子宫上部较宽称宫体，宫体顶部称宫底，宫底两侧称宫角。子宫下部较窄，呈圆柱状，称宫颈。宫体与宫颈之比，女童为 1：2，成年妇女为 2：1，老年妇女为 1：1。宫腔呈倒三角形，两侧通输卵管，尖端朝下通宫颈管。宫体与宫颈之间最狭窄的部分称子宫峡部，非孕时长约 1cm，其上端因解剖上狭窄称解剖学内口；其下端的子宫内膜转变为宫颈黏膜称组织学内口。妊娠期，子宫峡部逐渐伸展变长，妊娠末期可达 7~10cm，形成子宫下段，成为软产道的一部分。宫颈内腔呈梭形称宫颈管，成年妇女长 2.5~3.0cm，其下端称宫颈外口，通向阴道。宫颈下部伸入阴道内称宫颈阴道部。未产妇的宫颈外口呈圆形，已产妇受分娩影响形成横裂。

（一）组织结构

子宫体由内向外分为子宫内膜层、肌层和浆膜层 3 层。

1. 子宫内膜：分为致密层、海绵层和基底层 3 层。内膜表面 2/3 为致密层和海绵层，统称功能层。基底层为靠近子宫肌层的 1/3 内膜。

2. 子宫肌层：较厚，非孕时厚约 0.8cm，由大量平滑肌束和少量弹力纤维组成，分为内层（肌纤维环行排列）、中层（肌纤维交叉排列）、外层［肌纤维纵（环）行排列］3 层。子宫收缩时压迫血管能有效控制子宫出血。

3. 子宫浆膜层：位于子宫外层，在子宫前面，形成膀胱子宫陷凹；在子宫后面，形成直肠子宫陷凹。

4. 子宫韧带共有 4 对韧带。

（1）圆韧带：有维持子宫呈前倾位置的作用。

（2）阔韧带：有前后两叶，其上缘游离，外 1/3 部移行为骨盆漏斗韧带或称卵巢悬韧带。卵巢内侧与宫角之间的阔韧带称卵巢固有韧带或卵巢韧带。在输卵管以下、卵巢附着处以上的阔韧带称输卵管系膜。在宫体两侧的阔韧带中有丰富的血管、神经和淋巴管，称宫旁组织。子宫动、静脉和输尿管均从阔韧带基底部穿过。

（3）主韧带：在阔韧带的下部，横行于宫颈两侧和骨盆侧壁之间。其为一对坚韧的平滑肌和结缔组织纤维束，是固定宫颈位置、防止子宫下垂的主要结构。

（4）宫骶韧带：含平滑肌和结缔组织，短厚有力，向后向上牵引宫颈，维持子宫前倾位置。

（二）子宫的血管体系

子宫动脉为营养子宫的主要动脉，起自髂内动脉的前干，沿盆侧壁向前内下方走行，进入子宫阔韧带基底部，在距子宫颈外侧约 2cm 处，横向越过输尿管盆部的前上方，至子宫颈侧缘迂曲上行，沿途分支进入子宫壁。主干行至子宫角处即分为输卵管支及卵巢支，后者在子宫阔韧带内与卵巢动脉分支吻合，故子宫的血液供应也有一部分来自卵巢动脉。子宫动脉与输尿管盆部交叉后，向下发出阴道支，分布于阴道上部。子宫静脉丛位于子宫两侧，由该丛发出的小静脉常汇合成两条子宫静脉，最后汇入髂内静脉。此丛前接膀胱静脉丛，后连直肠静脉丛，向下与阴道静脉丛相续，合成子宫阴道静脉丛。

第二节　子宫下段剖宫产术

　　凡是孕龄达 28 周，通过剖腹、切开子宫娩出胎儿的手术可称为剖宫产术。剖宫产术是产科临床中最常使用的手术之一，对于解决难产以及因母儿问题难以经阴道分娩的产妇具有重要作用。剖宫产术的目的是保证母婴健康及安全，因此，在没有损害母婴健康及安全的情况下，应尽量避免贸然实施剖宫产术。严格掌握手术指征、规范手术操作，是剖宫产术的最基本要求。剖宫产术式有多种，古典式剖宫产术（亦称子宫体部剖宫产术）因并发症多，目前已极少采用，只用于特殊情况下的剖宫产，如前壁前置胎盘时偶尔使用；腹膜外剖宫产术因操作复杂、并发症较多，目前也很少采用，但当有腹腔感染性疾病存在时也可使用；经腹子宫下段剖宫产术是目前临床应用最广泛的剖宫产术式。近年，许多学者试图对传统剖宫产术式做些改变，如新式剖宫产术（包括以色列的 Stark 术式和香港的周基杰术式）即是对传统经腹子宫下段剖宫产术的某些步骤进行了一定的改动，其主要目的也是为进一步减少手术本身对母胎的损害，至于是否真正能起到更好地维护母婴健康及安全的作用，仍需临床进一步进行循证医学评价。

一、适应证

1. 胎位不正：横位无法采用外倒转矫正；或胎儿畸形，行毁胎有困难者；初产妇臀位胎儿体重估计超过 3500g 或足先露者；其他估计难以经阴道分娩的胎位异常。

2. 头盆不称：绝对骨盆狭窄、绝对头盆不称或相对头盆不称经充分阴道试产失败者。

3. 瘢痕子宫：2 次及以上剖宫产手术后再次妊娠者；既往子宫肌瘤剔除术穿透宫腔者。

4. 极低体重儿（＜ 1500g），剖宫产较安全。

5. 巨大儿：出生儿体重＞ 4250g 者。

6. 胎儿窘迫：包括急、慢性胎儿窘迫，需尽快娩出胎儿者。

7. 子宫颈未开全而有脐带脱出时：胎儿有存活可能，不能迅速经阴道分娩。

8. 两次以上胎婴儿死亡和不良产史。

9. 孕妇血小板减少，担心胎儿的血小板也少，若经阴道分娩受挤压而引起新生儿脑内出血。

10. 前置胎盘及前置血管。

11. 胎盘早剥：胎儿有存活可能，应尽快实行急诊剖宫产手术娩出胎儿。若重度胎盘早剥，胎儿已死亡，也应行急诊剖宫产手术。

12. 双胎或多胎妊娠：第 1 个胎儿为非头位；复杂性双胎妊娠；连体双胎、三胎及以上的多胎妊娠。

13. 因患其他疾病生命垂危，需抢救胎儿者。

14. 母亲有严重合并症和并发症，如心脏病、呼吸系统疾病、重度子痫前期或子痫、急性妊娠期脂肪肝、血小板减少及重型妊娠期肝内胆汁淤积症等，不能承受阴道分娩者或短时间内不能阴道分娩者。

15. 产道畸形：如高位阴道完全性横膈、人工阴道成形术后等。

16. 外阴疾病：如外阴或阴道发生严重静脉曲张者。

17. 生殖道严重的感染性疾病：如严重的淋病、尖锐湿疣等。

18. 妊娠合并肿瘤：如妊娠合并子宫颈癌、巨大的子宫颈肌瘤、子宫下段肌瘤等。

19. 孕妇要求的剖宫产（cesarean delivery onmaternal request，CDMR）：足月单胎、无医学指征因孕妇要求而实行的剖宫产。

（1）孕妇个人要求不作为剖宫产手术指征，如有其他特殊原因须进行讨论并详细记录。

（2）孕妇在不了解病情的情况下要求剖宫产，应详细告知剖宫产手术分娩与阴道分娩相比的整体利弊和风险，并记录。

（3）因恐惧疼痛而要求剖宫产手术时，应提供心理咨询，帮助其减轻恐惧；产程过程中应用分娩镇痛方法以减轻孕妇的分娩疼痛，并缩短产程。

（4）医师有权拒绝没有明确指征的剖宫产分娩的要求，但要尊重孕妇的要求，并提供次选的建议。

二、禁忌证

1. 胎死宫内：原则上应经阴道分娩，若胎儿过大或母亲有阴道流血，如前置胎盘、胎盘早剥等情况，仍需行剖宫产术。

2. 胎儿畸形：若胎儿畸形，阴道分娩有困难者，如连体双胎等，也可行剖宫产术。

3. 孕妇全身情况不佳，暂不能耐受手术时：如孕妇合并严重的内、外科疾病，应进行积极有效的治疗，待病情好转后再行手术。

4. 严重胎儿宫内窘迫，胎心持续下降到 70 次/分以下，剖宫产应慎重，应知情告知胎儿可能在剖宫产手术过程中胎死宫内。麻醉起效后应常规听胎心。

三、术前评估

1. 了解胎儿宫内情况，包括孕龄及胎儿成熟度、胎儿大小、胎位、胎盘位置、先露高低情况，确定有手术指征，排除手术禁忌证。若有内、外科合并症及并发症，应请相关专业医师共同商定手术中可能出现意外情况的处理对策。

2. 详细询问孕妇生育及手术史，充分估计剖宫产术中可能出现的意外情况，如腹腔粘连、胎盘植入、前置胎盘、胎位异常、先露位置异常等。

3. 关于剖宫产手术时机的选择

（1）择期剖宫产术：具有剖宫产手术指征，孕妇及胎儿状态良好，有计划、有准备的前提下，先于分娩发动的择期手术。因妊娠 39 周前的剖宫产手术，新生儿发生呼吸道感染等并发症的风险较高，除双胎或多胎妊娠及前置胎盘等外，择期剖宫产手术不建议在妊娠 39 周前实施。

（2）急诊剖宫产手术：在威胁到母儿生命的紧急状况下的剖宫产手术。争取在最短的时间内结束分娩，并需要产妇与家属配合，以及与产科、新生儿科和麻醉科医护人员的沟通与配合。

四、术前准备

1. 首先应核实孕龄，保证胎儿成熟。

2. 做好新生儿复苏及抢救准备。

3. 术前应具备以下常规化验检查项目：血、尿常规，血型鉴定，凝血功能，感染性疾病筛查（乙型肝炎、丙型肝炎、HIV 感染、梅毒等），心电图检查，生化检查（包括电解质、肝肾功能、血糖），胎儿超声检查等。对于母亲有内、外科及产科合并症者，应增加检查项目，全面评估母亲身体状况。

4. 酌情备皮：手术前日剃去腹部汗毛及阴部阴毛。操作轻柔，防止损伤皮肤。

5. 留置导尿管：按无菌导尿法插入并保留导尿管，通常为 Foley 双腔气囊尿管。

6. 备血：手术前日抽血进行血交叉检查，通过血库准备适量鲜血，以备手术中应用。如为胎盘早剥、子宫破裂、前置胎盘、多胎妊娠等可能在手术过程中出血超过 1000ml 者，需在具备充足血源的医疗单位实施。

7. 预防感染：剖宫产手术（Ⅱ类切口）的抗菌药物使用为预防性用药。

8. 术前评估：对重症孕妇做好充分的术前评估，做好术前讨论并记录，决定麻醉方式及手术方式（如合并严重盆腔感染孕妇是否应该做腹膜外剖宫产等）。

9. 麻醉方式的选择：根据孕妇与胎儿的状态、医疗机构的条件以及麻醉技术来做出决定。包括椎管内麻醉（蛛网膜下腔麻醉＋硬膜外阻滞的联合麻醉，或连续性硬脊膜外阻滞）、全身麻醉、局部浸润麻醉等。

（1）麻醉前谈话：介绍麻醉的必要性、麻醉方式及可能的并发症，并签署麻醉知情同意书。

（2）禁食水：麻醉前 6~8 小时禁食水。

（3）麻醉前的生命体征监护：监测孕妇的呼吸、血压、脉搏，以及胎心率等。

10. 剖宫产术前谈话：需结合孕妇及家属的文化背景、受教育程度和对分娩方式的选择意向。需充分告知孕妇及家属术中及术后可能出现的不良结局。

（1）剖宫产手术的指征和必要性：向孕妇及家属详细交代病情，解释经阴道分娩的危险性，采取剖宫产手术结束妊娠的必要性，获得孕妇及家属的同意。

（2）详细解释剖宫产术前、术中和术后母儿可能出现的并发症：包括对母体的影响，对新生儿的影响，以及对再次妊娠和生育的影响和远期并发症等。

（3）签署知情同意书：夫妻双方及主管医师签字。

五、手术操作（经腹子宫下段剖宫产术）

（一）切开腹壁，打开腹腔

扫码看视频

剖宫产腹壁切口主要采用下腹正中纵切口和下腹横切口。

1. 下腹正中纵切口操作要点

（1）切开皮肤和皮下脂肪：在脐孔与耻骨联合中点之间做纵切口，切口下端距耻骨联合上 1~2 横指为宜，顺次切开皮肤和皮下组织，切口长度为 12cm 左右。

（2）切开腹直肌前鞘和分离腹直肌：从两侧腹直肌汇合处钝性分离腹直肌，避免损伤腹直肌和其下的血管。

（3）打开腹膜：先用手指钝性分离腹膜外脂肪，即可清楚看到腹膜和其下方的子宫，术者和助手用中弯止血钳轻轻提起腹膜，用刀切开，并用剪刀分别向上、下扩大腹膜切口。

2. 下腹横切口操作要点：切口位置一般采用 Pfannenstiel 切口，即耻骨联合上两横指（3cm）的浅弧形切口。切口的长度以 12cm 左右为宜。切开皮肤及皮下脂肪，暴露筋膜并在中线两侧筋膜各切一小口，钝头弯剪沿皮肤切口的弧度向两侧剪开筋膜，注意剪刀尖应向上翘，勿损伤筋膜下方的肌肉组织。术者和助手分别用两示指从中线向两侧一并撕拉开脂肪及筋膜，至与皮肤切口等长；也可直接用剪刀向两侧剪开筋膜至与皮肤切口等长。皮肤及皮下出血可用纱布压迫止血，一般不需结扎，少数较大的血管断裂出血者，可用止血钳钳夹至开腹，多可达到止血的目的。

术者和助手分别用鼠齿钳（Allis）提起筋膜上切缘中线两侧，示指钝性向脐孔方向从筋膜下游离两侧腹直肌，并用钝头弯剪剪断筋膜与腹白线的粘连，做到筋膜上不留肌肉，肌肉上没有筋膜组织，这样不易出血。同法用 Allis 提起筋膜下切缘中线两侧，将锥状肌从筋膜下方适当游离。用中弯止血钳在两侧腹直肌汇合处沿中线分离两侧腹直肌，并用手指上下钝性分离（注意手指应垂直，勿向腹直肌下方弯曲以免损伤其下的血管丛），分离的长度以达到可以娩出胎儿为宜，如有耻骨联合后上方锥状肌阻挡，可从中间剪开或部分离断。手指钝性分离腹膜外脂肪，暴露腹膜，轻轻提起腹膜，先用刀切开一小孔或用中弯止血钳打洞，再用剪刀向两侧各横向剪开 1~2cm（横向剪开的目的是避免撕开时向下损伤到膀胱肌层），然后左右撕开腹膜。进入腹腔时注意不要损伤腹腔内脏器。

术者和助手双手重叠放入腹腔内，提起两侧腹壁和腹膜，向两侧牵拉以扩大腹壁和腹膜切口，用力应均匀、缓慢、逐渐增强，此时术者应评估腹壁切口各层大小是否能顺利娩出胎儿，必要时扩大切口。

（二）暴露和切开子宫下段

1. 暴露子宫下段：观察子宫旋转方向和子宫下段形成情况（宽度和高度），确定子宫膀胱腹膜返折（子宫下段上缘的标志）和膀胱的位置，必要时用右手进入腹腔探查。耻骨上放置腹腔拉钩，充分暴露子宫下段。

2. 切开子宫下段：于子宫下段膀胱腹膜返折下的中线处，横弧形（弧形凹面向上）切开返折腹膜及子宫肌层，长3~4cm，术者用左手示指和右手拇指分别放在子宫切口两端绷紧切口，减少羊水进入切口血窦的可能，待羊水基本吸净后，术者两手指均匀用力，缓慢地向两侧稍呈弧形撕开子宫切口至约10cm长，也可用剪刀向两侧各横向剪开，延长子宫切口。

（三）娩出胎儿和胎盘

1. 子宫切口扩大后，继续吸净羊水，移除耻骨上腹腔拉钩。若术者立于产妇右侧，则术者以右手进入宫腔，四指从胎头侧方越过头顶到达胎头后下方，托胎头于掌心，手掌要达到枕额周径平面，术者左手屈肘在宫底部向下即孕妇足侧用力，同时助手左手向上即孕妇头方轻提起子宫切缘上方，右手在宫底辅助加压，利用杠杆原理，通过以上合力作用缓慢将胎头娩出子宫切口。

2. 胎头娩出后，术者立即用手挤出胎儿口、鼻腔中液体，继而助手继续向足侧推压宫底，术者顺势牵引，娩出胎儿前肩、后肩和躯干。术者将胎儿置于头低位，再次用手挤出胎儿口鼻黏液和羊水，助手钳夹切断脐带，胎儿交台下人员进行处理。

3. 胎儿娩出后，台下人员在静脉输液中加入缩宫素（常规是 500ml 晶体液加入缩宫素 10U，给药速度根据患者反应调整，常规速度是 250ml/h），促进子宫收缩，可以减少产后出血。术者和助手迅速用卵圆钳钳夹子宫切口四周出血点，要特别注意钳夹好切口两端，以免形成血肿。卵圆钳钳夹困难时可换用 Allis 钳。钳夹切口完成后，子宫肌壁注射缩宫素 10U（前置胎盘、多胎妊娠、羊水过多等产后出血高危产妇，可考虑直接宫壁注射卡前列素氨丁三醇 250μg）。对于子宫切口位置选择较高者，若子宫收缩较好也可以不钳夹子宫切口，尽快缝合子宫切口，多数出血并不多。

4. 给予宫缩剂后，不要急于徒手剥离胎盘，耐心等待胎盘自然剥离后牵引娩出，以减少出血量和子宫内膜炎的发生风险。娩出胎盘时，要注意完整娩出胎膜，特别注意子宫切口边缘及宫颈内口上方有无胎膜残留。

5. 胎盘娩出后，检查胎盘、胎膜是否完整，并用卵圆钳钳夹纱布块擦拭宫腔 3 次，蜕膜组织过多者，可用有齿卵圆钳伸入宫腔钳夹清除之。

（四）缝合子宫

用 1-0 可吸收线，分两层连续缝合。第一层从术者对侧开始，先用两把 Allis 钳夹好切口顶部，在其外侧 0.5~1cm 做"8"字缝合后，打结，不剪断缝线，然后全层连续缝合至术者侧，最后一针扣锁缝合，也要超出角部 0.5~1cm。第二层从术者侧向对侧对浆肌层（包括返折腹膜）做连续包埋缝合，应在第一层缝线中间进针，缝到对侧后，与第一层保留的缝线打结。

（五）关腹

关腹前先检查子宫及双附件有无异常，如发现异常则做相应处理。彻底清除盆腹腔积液，仔细清点纱布器械无误。2-0 可吸收线或 1 号丝线连续缝合腹膜。检查并止血，2-0 可吸收线或 4 号丝线间断缝合腹直肌 2~3 针。2-0 可吸收线或 4 号丝线间断或连续缝合腹直机前鞘或筋膜。0 号丝线间断缝合皮下脂肪。4-0 可吸收线皮内缝合或 1 号丝线间断缝合皮肤。切口覆盖纱布，按压宫底，挤出宫腔内积血。

六、注意事项

1. 严格掌握手术指征，充分做好术前准备，预估手术中可能出现的困难。

2. 特别注意充分阴道试产后的剖宫产术的难度估计。

3. 子宫切开后先尽量吸净羊水，娩出胎头时动作宜缓。

4. 人工剥离胎盘应在子宫收缩期进行，以减少术中出血。

5. 特别注意子宫切口两侧顶端的止血。

6. 干预性早产：请新生儿科会诊。

7. 有胎儿窘迫，决定剖宫产以后应该多长时间娩出胎儿，要重视与胎儿窘迫剖宫产家属的谈话。

8. 胎儿心跳过慢时要不要行剖宫产。

9. 正确认识 Apgar 评分的意义，1 分钟 Apgar 评分和婴儿的远期预后之间没有明显的联系，5 分钟 Apgar 评分即使是 0~3 分也和远期的神经功能方面的预后没有密切的关系，从 1 分钟到 5 分钟 Apgar 评分的改善只是说明复苏的效果。5 分钟 Apgar 评分 0~3 分时，足月儿以后患脑瘫的风险从 0.3% 上升到 1%。5 分钟 Apgar 评分 0~3 分，经抢救后 10 分钟评分达到或超过 4 分时，满 7 岁不患脑瘫的机会为 99%。相反的是，75% 患脑瘫的儿童在出生时 Apgar 评分正常。

10. 腹壁切口的选择

（1）横切口：手术后孕产妇切口不适感的发生率低，外形美观。腹壁横切口包括：

① Joel–Cohen 切口：切口位于双侧髂前上棘连线下大约 3cm 处，切口呈直线。缺点是位置偏高，外形不太美观。

② Pfannenstiel 切口：切口位于耻骨联合上 2 横指（3cm）或下腹部皮肤皱褶水平略上，切口呈浅弧形，弯向两侧髂前上棘。其切口位置偏低，较为美观，切口张力小，术后反应轻微，切口更容易愈合。

（2）纵切口：脐耻之间腹白线处，长约 10~12 cm。其优点为盆腔暴露良好，易掌握与操作，手术时间短；不足之处为术后疼痛程度较重，切口愈合时间较长，外形不够美观。

11. 膀胱的处理：当子宫下段形成良好时，不推荐剪开膀胱腹膜反折而下推膀胱，除非是子宫下段形成不良或膀胱与子宫下段粘连者。

12. 子宫切口的选择：多选择子宫下段中上 1/3 处的横切口，长约 10cm。子宫下段形成良好时，建议钝性分离打开子宫，这样可减少失血以及产后出血的发生率。前置胎盘或胎盘植入孕妇，应避开胎盘附着部位，酌情选择切口位置。

13. 产钳的应用：当胎头娩出困难的时候，可考虑应用产钳助产。

14. 缩宫素的应用：胎儿娩出后，予缩宫素 10~20U 直接行子宫肌壁注射和（或）缩宫素 10U 静脉滴注。

15. 胎盘娩出方式：建议采取控制性持续牵拉胎盘而非徒手剥离娩出胎盘。不建议胎儿娩出后立即徒手剥取胎盘，除非存在较明显的活动性出血或 5 分钟后仍无剥离迹象。娩出后仔细检查胎盘、胎膜是否完整。

16. 缝合子宫切口：建议采用双层连续缝合子宫切口。注意子宫切口两边侧角的缝合，缝合应于切口侧角外 0.5~1.0cm 处开始，第一层全层连续缝合，第二层连续或间断褥式缝合包埋切口。要注意针距、缝针距切缘的距离及缝线松紧度。单层缝合子宫切口方法的安全性和效果尚不明确。

17. 缝合腹壁：清理腹腔，检查是否有活动性出血、清点纱布和器械；酌情缝合脏层和壁层腹膜；连续或间断缝合筋膜组织；酌情缝合皮下组织；间断或连续皮内缝合皮肤。

18. 新生儿的处理：断脐、保暖、清理呼吸道等。

七、结局评价

1. 胎儿娩出困难是剖宫产术中最多发生的问题，常见的原因有麻醉效果不佳使得肌肉松弛不够、腹壁及子宫切口选择不当、胎儿过大、胎儿过小、胎头高浮、胎位异常、胎头深陷等。

2. 术者的经验及手术操作技巧也是重要的影响因素之一。通常子宫切开只要没有大量出血，且没对胎儿进行刺激，一般胎儿在宫内不会有太大危险，当然原有胎儿宫内缺氧另当别论。因此，在娩出胎儿前，应尽量吸尽羊水，预防羊水栓塞。娩出胎儿一定要沉着、稳健，宁慢勿快，避免急躁、粗暴，切忌一见胎头就急欲娩出而行暴力引起胎儿损伤和子宫切口的撕裂，一旦失败反而增加胎儿宫内缺氧的概率。

3. 常规监测项目

（1）生命体征监测：术后 2 小时内每 30 分钟监测 1 次脉搏、呼吸、血压，此后每小时监测 1 次直至孕产妇情况稳定。如果生命体征不平稳，需增加监测次数和时间。对于应用硬膜外阻滞镇痛泵的产妇，应每小时监测 1 次呼吸频率、镇静效果和疼痛评分，直至停止用药后的 2 小时。

（2）宫缩及出血情况：术后 15 分钟、30 分钟、60 分钟、90 分钟、120 分钟应监测子宫收缩情况及阴道出血量，若出血较多应增加监测次数，直至出血量稳定在正常情况。

4. 预防血栓形成：术后孕产妇深静脉血栓形成的风险增加，建议采取预防措施。鼓励早下床、个体化选择穿戴弹力袜、预防性应用间歇充气装置、补充水分以及皮下注射低分子肝素等。

5. 进食、进水的时机：根据麻醉方式酌情安排进食、进水。

6. 尿管拔除时机：术后次日酌情拔除导尿管。

7. 术后切口疼痛的管理：给予含有阿片类镇痛药物的镇痛泵，可缓解剖宫产术后的切口疼痛。

8. 术后缩宫素的应用：术后常规应用缩宫素。

9. 血、尿常规的复查：常规复查血常规，酌情复查尿常规。

10. 出院标准

（1）一般状况良好，体温正常。

（2）血、尿常规基本正常。

（3）切口愈合良好。

（4）子宫复旧良好，恶露正常。

八、并发症

（一）对母体的影响

1. 术后切口持续不适感，切口感染、脂肪液化、裂开、延期愈合：伤口感染原因较多，但多为患者自身皮肤表面的细菌所致，因而，严格按外科手术无菌原则操作极为重要。手术前的皮肤消毒要严格规范，同时要保证足够的消毒范围。腹壁缝合时，要注意做到各层解剖对合整齐，不留死腔，止血彻底，减少不必要的异物残留。在缝合子宫切口时，打结应松紧适度，以达到止血为佳，针距一般以 1.5cm 为宜，子宫切口上下段应对合整齐，尤其是对于子宫上下段厚薄不一者更应注意，因为子宫切口下段多较薄，缝合时可以切口下缘全层与上缘子宫肌层对合缝合。

2. 子宫切口血肿：子宫切口血肿是剖宫产术中比较多见的并发症，若术中规范操作多可避免。首先，子宫切口第 1 针应缝合在切口顶端外侧 0.5~1cm 处，必要时两侧做一次单纯"8"字缝合以防回缩的血管漏扎；其次，打结宜紧勿松，缝合的间距要恰当；最后，子宫切口缝合完毕，要仔细检查针眼处及切口两侧有无血肿。必要时加强缝合止血。

3. 产后出血、休克、弥散性血管内凝血：剖宫产出血发生率约 10%，要重视出血量的估计（术中、术后）、出血的预防、出血的处理。对于子宫收缩乏力，要早发现、早预防，给予按摩、药物、B-lynch 缝合、填塞、结扎血管、动脉栓塞（补救措施）等措施。对于胎盘因素性产后出血，要早发现、早转诊，术中避开胎盘切开子宫，不能强行剥离胎盘，遇到出血可以采用宫腔填塞的方法，或者胎盘原位保留，或结扎血管，或动脉栓塞（补救措施）等；对于损伤性产后出血，往往发生于产程中剖宫产，或瘢痕子宫，或盆腔粘连，或合并肿物剥除等，术中应分清解剖层次，谨慎操作。

4. 羊水栓塞。

5. 由于孕妇合并症及并发症不同，有针对性地说明相关的发生风险，如重度子痫前期孕妇在手术中和手术后可能发生子痫、心肝肾的功能衰竭等并发症，合并心脏病的孕妇在手术中可能会出现心脏骤停等。

6. 其他并发症：常见盆、腹腔脏器损伤，如输尿管、膀胱等周围脏器损伤，深静脉血栓等有时也发生，尤其是二次剖宫时，副损伤更为多见。可以说，外科手术的各种并发症在剖宫产手术过程中都有可能发生。

（二）对新生儿的影响

1. 呼吸窘迫综合征。

2. 低血糖症、败血症、住院超过 5d 的风险增加。

3. 胎儿和新生儿产伤：胎儿损伤多为切开子宫时先露部误伤、胎儿娩出时骨折等。为避免前者，应小心切开子宫，切开方法采用"漂切法"，即用刀腹分次轻轻划开（切勿用刀尖做深切，以免损伤胎儿，对羊水过少及再次剖宫产的患者尤其应小心），边切边用左手示指触摸感觉，当感觉仅有极薄的肌纤维未切开时，改用中弯止血钳划开肌纤维及胎膜，助手立即吸羊水。必要时适度上推胎先露以助形成小的羊膜囊，这样可以避免胎儿损伤。胎儿娩出时，动作应轻柔，不用暴力，按正确的分娩机转娩出胎儿，尤其是异常胎位行内倒转术时，动作更应轻柔缓慢。

（三）剖宫产对再次妊娠和生育的影响

1. 剖宫产手术的可能性增加。

2. 子宫破裂的风险增加。

3. 凶险性前置胎盘、胎盘粘连甚至胎盘植入的风险增加。

4. 有子宫瘢痕部位妊娠的风险。

（四）远期并发症

如子宫内膜异位症以及子宫憩室等。

九、技术拓展

1. 胎头深陷的处理：在剖宫产中娩出胎儿时，由于胎头过低致使术者无法或很难从胎头侧面顺利把手伸入到胎头的顶部（底部），导致胎儿娩出困难者，即可考虑是胎头深陷。胎头深陷的原因多数是由于产程中宫口已经扩张到 5cm 以上，头先露时颅骨的最低点已下降到坐骨棘水平以下。剖宫产率越低的地区，这种情况发生率越高。发生胎头深陷的多数产妇是在产程发动后进行剖宫产的。宫口扩张越大、先露越低，发生这种情况的机会也就越大。在经验不足时，多数术者的处理方法是强行或用暴力把手伸入胎头侧面再强力进入先露底部，有时勉强会成功，但这种做法最大的危险是，极易造成子宫下段切口的撕裂，这种撕裂可以是切口延长性撕裂，也可能是切口纵向性撕裂。前者可能会造成阔韧带撕裂而出现严重出血，甚至损伤输尿管；后者可致切口缝合困难，且影响子宫切口的愈合。有时术者勉强把手插入胎头与骨盆之间，但用力方向不对也难以娩出胎儿，且会导致严重的子宫撕裂。正确的处理方法是，术前应对胎头深陷有所预估，在阴道分娩试产过程中，如产程已进入活跃期，尤其是在进入第二产程先露较低时，若产程进展不顺改行剖宫产，就应想到有胎头深陷的可能。这时手术应由技术比较熟练的医师进行，台下备用助产士或医师以备必要时协助。可以采取以下方法。

（1）调整体位，使头低臀高：此法适用于深陷的胎头与骨盆壁之间可以容下术者四指时，术者上半身弯曲，右肩适当向术野靠近（以术者立于产妇右侧为例），使右臂与子宫的长轴平行，以利右手四指插入胎头与骨盆之间，等待宫缩间歇期以持续缓慢的斜向上的力量使胎头逐渐移动至子宫切口处。若无法判定子宫收缩与否，应把手置于胎头下方，向前上方用力需持续达 1 分钟以上，多数情况下会发现胎头突然松动，这与子宫收缩间歇期到来有关。有时术者操作数秒或数十秒不成功，又更换术者再次进行操作，但上述困难依旧，反而增加胎儿宫内缺氧的风险。一旦胎头上移，则按常规即可轻易娩出胎儿。本法的原则是使胎头缓慢地退出骨盆腔。若违背平行原则，则胎头上移困难，且因手臂紧压子宫切口的下缘，使其张力增加，导致娩出胎头过程中切口撕裂。

（2）上推胎肩法：若在子宫切开前预估到有可能胎头深陷，可以用手触摸胎头位置，再次证实胎头深陷，这时子宫下段切口应适当向上移到子宫体与子宫下段交界下 2cm 处，这里子宫肌层较厚，切开后扩张性较好，在娩出胎儿时不易撕裂。子宫切开后，可发现切口下是胎儿的肩部，进一步确定胎头深陷。此法适用于深陷的胎头与骨盆壁之间难以容下术者四指时。术者先用双手示指和中指分置左右胎肩，以持续向斜上的力量上拉胎肩，使胎头从盆腔脱出至切口水平，再娩出胎头。同样持续用力的时间也可以达到 1 分钟以上，胎儿多会在宫缩间歇期向上松动。接着以常规方法娩出胎儿。

（3）阴道内上推胎头法：估计出头困难者，术前外阴阴道消毒，在切开子宫前，台下助手应做好上推胎头的准备。术中确实困难者，台下助手用手指持续向上用力推动胎头，胎头松动后再于台上娩出胎儿。

（4）使用单叶产钳：若术者对产钳操作比较熟练，也可用单叶产钳助娩胎儿，用剖宫产出头产钳插入胎头下方，持续缓慢用力，逐渐将胎头撬出切口。忌用大角度暴力上撬胎头，以避免子宫下段的严重撕裂。

总而言之，上述 4 种方法在娩出深陷胎头时都是利用子宫收缩间歇期，子宫收缩力较小，对胎儿的向下推进力减小时，更有利于娩出胎儿的原理。

2.胎头高浮的处理：胎头高浮与胎头深陷相反，多见于择期剖宫产术，尤其是在未足月、胎儿偏小时，更易发生。有时与术者用力不当有关，如原本正常位置的胎头，在用力上托胎头时，用力过度，特别是羊水没有吸净时，胎儿在宫腔内突然悬浮而致胎头高浮。为避免这种把正常位置的胎头上移过多后造成胎头高浮，通常做法是在切开子宫前有所预估，适当把子宫下段切口位置取高一些，这样可以减少多数胎头高浮的发生。切开子宫后，尽可能等待羊水流净，助手应先在宫底施加一定的持续性的推力，使胎头下降至切口下方后，术者再进手取胎头，术者和助手一定要充分利用杠杆原理，多可顺利娩出胎头。娩出胎头的手应与推压宫底的手相互配合，在宫底加压的手要确保胎儿不向头侧移动。若胎儿过大，胎头高浮用上述方法难以起效时，也可使用双叶产钳助娩。要注意的是，用双叶产钳助娩时，动作应稍缓慢，以免子宫切口撕裂。对于胎儿过小的胎头高浮，术者也可以将手伸进宫腔，抓取胎儿足部行内倒转术后以臀位娩出胎儿，有时反较头位更方便娩出胎儿。这种情况在胎儿越小时，成功可能性越大。对于胎儿偏大者，不宜用此法。这种操作也是在子宫收缩间歇期才能成功。

3.出血多时手取胎盘的技巧：子宫收缩差，胎盘尚未剥离时，切忌手剥胎盘，以免出血过多。这时首先应是尽快使子宫收缩，待子宫收缩后等待胎盘自行剥离。若子宫收缩差，胎盘已有部分剥离且出血多时，术者可用左手（术者立于产妇右侧时）伸入腹腔，置于子宫底部，按压子宫底部及体部，也可在稍做按摩后把左手手掌置于子宫后部，分别用拇指和小指压迫左侧和右侧的子宫动脉，这样可以明显减少因子宫收缩乏力引起的出血，且可促进子宫收缩。这时若子宫收缩仍不好，可用宫缩剂，使子宫收缩好良后再行手剥胎盘。

4. 新式剖宫产术的"三慢"要求：新式剖宫产术的优点是"撕"得有道理、缝线少、节省时间。缺点是"快"得太粗。剖宫产手术不能单纯讲究快，反而要注意"三慢"："慢慢"吸净羊水（防止羊水栓塞），"慢慢"取出胎儿（防止损伤孩子），"慢慢"剥离胎盘（防止出血）。

5. 剖宫产术的缝合：根据手术步骤，一般分为子宫切口缝合，壁层腹膜、腹壁肌肉及筋膜缝合，皮下脂肪及皮肤的缝合。推荐子宫切口采用双层、连续非锁边缝合，不穿透内膜；腹膜采用连续缝合，针距不宜过大，减少腹膜张力；横切口可间断缝合两侧腹直肌，恢复解剖；筋膜缝合仅缝入腱膜，针间距约 1.0cm，针与切缘间距约 0.5cm，注意避免损伤腱膜下肌层，推荐连续缝合筋膜。皮下脂肪缝合的目标是通过消除死腔，降低感染，精确对合，减小张力，从而促进切口良好愈合，减少皮肤瘢痕与肌肉筋膜的粘连，增加切口美容效果。皮肤缝合的目标是通过合理的缝合使皮肤瘢痕形成减小，减少不适且切口美观。

6. 凶险性前置胎盘：上次剖宫产，此次为前置胎盘者，胎盘植入占 30%~50%，故 Chattopadbyay 称之为凶险型前置胎盘。前置胎盘伴胎盘植入者死亡率可高达 10%。

（1）凶险型前置胎盘 B 超

①胎盘后方与子宫肌壁间低回声带变薄或消失。②子宫与膀胱间强回声带消失或断续不规则。③胎盘血流侵入子宫肌层。

（2）手术注意事项

①要有经验的产科和麻醉科医生在场。②此类病例的平均出血量可达 3000~5000ml，要有大量的血源和术后监护设备。③此类病例约有 2/3 需要切除子宫，医患双方要有思想准备。④约 36 周左右终止妊娠。⑤终止妊娠前，肌注地塞米松促进胎肺成熟。

7. Stark 式剖宫产在腹壁瘢痕愈合，腹直肌粘连，大网膜、腹膜、膀胱腹膜反折粘连方面明显优于下腹纵切口式剖宫产。虽然与 Pfannenstiel 切口式剖宫产相比，差异无显著性，但 Stark 式剖宫产具有诸多公认的优点，如：损伤小、出血少、手术时间短、疼痛轻、恢复快、缩短住院时间等。我们认为，Stark 式剖宫产术要取得良好的手术效果，应注意以下几个问题。

（1）麻醉：腰麻与硬膜外联合麻醉是最为理想的选择，既克服硬膜外麻醉诱导时间长的缺点，又发挥了腰麻肌肉松弛效果好的优点。有些医院仍采用局部麻醉行 Stark 式剖宫产术，这是不可取的。

（2）Stark 式剖宫产采用腹壁 Joel-Cohen 切口，位置比 Pfannenstiel 切口高 2~3cm。准确选择位置，可避开梨状肌，有利于撕拉腹直肌。

（3）正确撕拉腹直肌：腹直肌后有腹壁深动、静脉，撕拉腹直肌时方法不对，如用力过猛、手指弯曲或双手示指和中指平行，而不是重叠，以及麻醉不满意，而造成的撕拉腹直肌过于用力，都可以导致血管损伤，甚至发生筋膜下血肿，容易造成腹直肌粘连。

（4）不缝合腹膜及膀胱腹膜反折。

十、预后

1. 剖宫产子宫切除问题：产后出血或晚期产后出血，切除子宫是不是抢救患者的唯一方法？

（1）切除子宫之前要用其他保守的方法，在选择手术方法治疗产后出血时，要遵循一个原则，那就是先简单后复杂，先无创后有创。

（2）首先按摩子宫，再者是药物治疗，缩宫素具有受体饱和性，有抗利尿作用，宫体部收缩作用强于宫颈部。麦角新碱，可引起宫体和子宫下段的强直性收缩，在胎盘没有剥离之前，催产素应用好于麦角新碱。卡前列素氨丁三醇是全子宫收缩药，其他药物无效时使用。如果药物无效，可选择宫腔填塞纱布、子宫捆绑式缝合或局部缝合、子宫动脉结扎或髂内动脉结扎等术式，如这些方法无效，可果断行子宫切除术。对于选择哪种方法来治疗产后出血，要综合各种因素，比如出血凶险程度、术者对于止血方法的掌握和熟悉程度、医疗机构的抢救条件等。

（3）要充分考虑到剖宫产后子宫切除患者的心理问题，有的患者及家属对于子宫切除有抵触，对于子宫切除后的性生活问题、卵巢功能是否受影响等问题有顾虑，甚至极个别患者会出现心理崩溃，要做好患者及家属的心理安慰和医学指导。

2. 特殊情况的剖宫产

（1）宫颈口开全时的剖宫产：这个时候往往胎头深陷，或者胎头变形、先露低、子宫下段水肿，取头时要小心、谨慎，谨防子宫切口延裂。

（2）臀位剖宫产：臀位剖宫产取胎儿方法同臀位阴道分娩助产方法，在宫内让胎儿处于骶前位，双上肢"洗脸状"娩出，后出头要掌握分娩机转，避免损伤胸锁乳突肌，及其他严重并发症等。

（3）横位剖宫产：往往要在宫内行内倒转术，牵双足，以臀位娩出。

（4）中央性前置胎盘剖宫产：最好避开胎盘，或者在胎盘边缘打洞，胎儿娩出前，减少胎盘失血，谨防胎儿失血。

（5）合并子宫肌瘤的剖宫产：不建议剖宫产术中行子宫肌瘤剔除术，因为孕期的子宫血运丰富，子宫肌瘤往往因充血，剔除时出血较非孕期多。

3. 剖宫产瘢痕处妊娠：剖宫产瘢痕处妊娠是指受精卵或滋养细胞种植于剖宫产术后有缺陷的子宫瘢痕处，很容易发生大出血和子宫破裂。

（1）诊断：彩色超声检查发现孕囊或胎盘位于

子宫下段前壁切口部位，与肌层无界限。

（2）早期诊断后不主张直接刮宫，一旦出血，可能会造成灾难性后果。

（3）建议用甲氨蝶呤治疗，剂量 1mg/kg，隔日肌注 3 次以上，隔日肌注四氢叶酸钙 0.1mg/kg 解毒。

（4）治疗后，切口部位异常，声像图消失比较慢，可长达 2 个月。在药物治疗时，有突发性出血可能。当血特异 β 人绒毛膜促性腺激素水平降低至正常时，一般不会发生大出血。

（5）超声检查时显示的切口异常厚度与治疗时间及出血量无相关性。

4.剖宫产后阴道分娩：以前的老规矩，一次剖，次次剖吗？不对，可以试行美国妇产科学会制定的剖宫产术后阴道分娩（vaginal birth after cesarean，VBAC）的标准。

（1）有 1~2 次子宫下段横切口剖宫产的病史。

（2）合适的骨盆空间。

（3）没有其他的子宫瘢痕或子宫破裂病史。

（4）整个产程中，医生可以随时到场，监测产程，鼓励自然临产，如有需要可以随时做急诊剖宫产。

（5）有麻醉师和其他医务人员可以随时协助行剖宫产术，准备血源。

（6）VBAC 的禁忌证：子宫经典切口、T 形切口，以及其他达子宫底的切口；骨盆狭小；不适合阴道分娩的内科与产科并发症或合并症；缺少妇产科、麻醉科医生或其他医务人员，不能及时做急诊剖宫产。

（7）成功率：60%~80%。

（8）并发症：主要为子宫破裂。

（9）催产素引产：存在争议。与活跃期相比，在潜伏期就用催产素发生子宫破裂的机会要大一些；与自然临产相比，催产素引产成功阴道分娩的比率要低；与催产素催产相比，催产素引产成功阴道分娩的比率要低。

（10）促宫颈成熟：前列腺素 E2 可以使用，但是需要密切观察；米索前列醇不推荐使用。

（11）阴道分娩后探察宫腔：目前有不同看法，一般认为不一定常规进行，但是阴道分娩后出血比较多，或是有休克症状，就需要行手术探查。

5. 降低首次剖宫产概率的措施

（1）产程的重新定义。

（2）减少产程中不必要干预。

（3）提供产程中非医疗性支持。

（4）提高胎心监护的识别能力。

（5）臀位外倒转术的应用。

（6）孕期合理营养指导，预防巨大儿。

（7）分娩期人性化护理措施。

（8）分娩镇痛。

（9）孕期宣教。

参考文献

［1］ Baraka A. Perimortem Cesarean Section ［J］. Middle East J Anaesthesiol, 2016，23（6）：

603-604.

[2] Ben-Meir A, Schenker JG, Ezra Y. Cesarean section upon request: is it appropriate for everybody?[J]. J Perinat Med, 2005, 33 (2): 106-111.

[3] Carrapato MRG, Ferreira AM, Wataganara T. Cesarean section: the pediatricians' views [J]. J Matern Fetal Neonatal Med, 2017, 30 (17): 2081-2085.

[4] Dalvi SA. Difficult Deliveries in Cesarean Section [J]. J Obstet Gynaecol India, 2018, 68 (5): 344-348.

[5] Høgh-Poulsen S, Bendix JM, Larsen MM, et al. Pregnant womeńs views on the timing of prophylactic antibiotics during caesarean delivery: A qualitative semi-structured interview study [J]. Eur J Obstet Gynecol Reprod Biol, 2021, 264: 65-69.

[6] Hsu WW, Chen HY, Lin SY, et al. Uncontrolled before-after study adding carbetocin in addition to oxytocin decreases blood loss for cesarean section in twin pregnancies [J]. J Formos Med Assoc, 2021, 120 (8): 1635-1641.

[7] Wolf MF, Sgayer I, Asslan A, et al. The Hormonal Milieu by Different Labor Induction Methods in Women with Previous Cesarean Section: a Prospective Randomized Controlled Trial [J].

Reprod Sci, 2021, 28（12）: 3562-3570.

[8] Otto G. The Cause is Cesarean Section [J].
Dtsch Arztebl Int, 2018, 115（3）: 38.

第十三章 产后出血相关手术

产后出血作为产科的严重并发症之一，不仅是我国孕产妇死亡的首位原因，更是全球孕产妇死亡的最重要的原因之一。减少产后出血发生，降低孕产妇死亡率，一直是产科工作者孜孜不倦不懈追求的目标。其中，产后出血的早期发现、诊断和及时快速的处理是有效避免产后出血的严重后果及并发症的最关键环节。本章节主要针对严重产后出血的手术操作方法进行介绍讲解。

对于产后出血的定义和诊断，应熟记于心。2014 年中华医学会《产后出血和预防处理指南》中指出：产后出血是指胎儿娩出后 24 小时内，阴道分娩者出血量大于等于 500ml，剖宫产分娩者出血量大于等于 1000ml；严重产后出血是指胎儿娩出后 24 小时内出血量大于 1000ml；难治性产后出血是指经宫缩剂、持续性子宫按摩或按压等保守措施无法止血，需要外科手术、介入治疗甚至切除子宫的严重产后出血。需要注意的是，出血速度也是反应病情轻重的重要指标，重症产后出血是指出血速度大于 150ml/min，3 小时内出血量大于总血容量的 50%，24 小时内出血量超过全身总血容量。

　　造成产后出血的四大原因分别是子宫收缩乏力、产道损伤、胎盘因素和凝血宫内障碍。子宫收缩乏力多见于多胎妊娠、巨大儿、羊水过多、产程延长、急产、子宫发育异常、产科并发症以及药物影响等；产道损伤主要是指阴道会阴裂伤、阴道壁裂伤、剖宫产子宫切口延裂、子宫破裂等；凝血功能障碍多见于血液系统疾病、肝脏疾病及产科播散性血管内凝血；胎盘因素往往是指产妇既往具有多次人工流产或者分娩史、子宫手术史，或本次妊娠为多产、胎盘植入、前置胎盘等。四大原因可以合并存在，也可能是互为因果。需要注意的是，对于孕前身材瘦弱、低体重的孕妇，以及妊娠期高血压疾病、妊娠合并贫血、分娩期脱水较重的产妇，应考虑到有效血容量低、耐受力差的情况，即使出血尚未达到产后出血的诊断标准，也会较快出现严重的病理生理改变，应予以警惕，及早给予预防措施。

　　子宫收缩乏力是产后出血四大原因中最常见的也是处理上相对复杂的。对于子宫收缩乏力的产后出血，首选经腹部或者经腹经阴道联合按压，同时应配合使用宫缩剂，宫缩剂包括缩宫素、卡贝缩宫素、卡前列素氨丁三醇及米索前列醇等，并及时给予止血药物。当上述处理效果不佳时，考虑难治性产后出血，应根据患者病情和医师对各止血手术的熟练程度，及时合理的选用以下手术方法：宫腔填塞术、子宫压迫缝合术、盆腔血管结扎术，甚至是经导管动脉栓塞术（TAE）或子宫切除术。对于病

情危重的难治性产后出血，单一手术很难达到止血
效果，必要时应综合考虑压迫缝合、宫腔填塞以及
子宫动脉结扎、介入治疗等。

第一节　宫腔填塞术之
宫腔纱条填塞术

　　宫腔填塞术包括宫腔纱条填塞和宫腔球囊填塞术两种方法。宫腔纱条填塞术是一种较古老的产后出血止血方法，既往临床认为宫腔填纱容易发生隐匿性出血，其效果存在争议，但近年来通过长期临床实践发现，宫腔填纱在掌握纱条填塞技巧后，是临床上一种极其快速、安全、有效、性价比高的产后出血急救措施；宫腔球囊填塞术作为近年来一种新的填塞方法，由于对临床医师操作技能要求较低，故越来越广泛的被推广应用。

　　无论是宫腔填纱还是球囊填塞，宫腔填塞止血原理都包括以下三方面。

　　1. 球囊或者纱条填塞宫腔，物理压迫关闭胎盘剥离面血管而止血，同时血管闭合或者压迫变窄有利于局部血栓形成，达到止血目的。

　　2. 宫腔填塞物可刺激子宫感受器，通过大脑皮层激发子宫收缩。

　　3. 宫腔填塞后，整个宫腔被充分扩张，宫腔内压力高于子宫血管动脉压，使动脉出血停止或减少。

　　宫腔纱条填塞术适用于宫缩乏力或前置胎盘所致的产后出血，在剖宫产术中，如胎儿胎盘娩出后，子宫收缩乏力，出血，经持续按摩子宫及强促宫缩药物治疗均无效时，可果断考虑快速给予宫腔填纱止血。

对于前置胎盘、胎盘浅植入等情况，在剖宫产术中胎盘剥离清除后，往往会出现子宫下段胎盘剥离面血窦开放性快速出血，可予以宫纱快速填压下段，针对性止血，然后进行子宫下段切口两侧的缝合止血，迅速恢复子宫正常解剖结构，有利于促进子宫自身宫缩止血。临床上通过这种快速的压迫填塞和关闭宫腔切口，恢复正常解剖结构的治疗，很多大出血倾向病例都能及时止血，减少进一步出血的风险。术中局部的下段宫纱填塞，能压迫关闭局部小血管，减缓血流速度，促进局部血栓形成，其止血效果比较显著，操作便捷迅速，可作为按摩子宫和促宫缩药物无效后的止血首选方法。对于胎盘植入剥离后子宫下段血窦开放性大出血者，可以先行局部"8"字缝合止血，然后以纱条填塞，减少大面积的渗血来止血。对于宫缩乏力，以宫体为主的产后出血，可以先进行宫体的宫纱填塞，达到快速有效的止血效果，这种情况在临床上最为常见。

既往对于阴道分娩后的产后出血也可行宫腔纱条填塞止血，但是由于经阴道宫纱填塞操作不便，易出现宫腔填塞不满意，止血效果差的情况，近年来几乎不再使用。而在剖宫产术中，宫纱填塞在直视下进行操作，不仅方便，且针对性强，宫腔填塞效果好，止血效果显著，便宜快捷。在基层医院及各地妇幼保健院均可采用宫腔纱条填塞术作为治疗产后出血的首选方案。

一、适应证

宫腔纱条填塞术适用于宫缩乏力或前置胎盘导致的产后出血。子宫收缩乏力所致出血的患者经子宫收缩药物和双手压迫子宫法治疗失败后，应尝试宫腔填塞止血。在进行更具侵袭性的手术治疗前，应尝试宫纱填塞。并发于前置胎盘或低置胎盘的产后子宫下段出血也可采用宫纱填塞止血治疗。

二、禁忌证

1. 对于非宫缩乏力型产后出血，如子宫下段延裂、子宫破裂、凝血功能异常等出血原因，不能采用宫纱填塞方法止血。

2. 当出血量大于1500ml以上时，慎用宫纱填塞方法止血，因为出血1500ml以上往往伴有凝血功能异常，应该及时纠正凝血功能问题，仅采用宫纱填塞无法止血。

3. 对怀疑宫内感染的孕妇应慎用，因为宫纱毕竟是异物，会增加感染概率。

4. 如果可能需要立即行子宫切除术以挽救患者生命，或者无法清除妊娠残留物需要行子宫切除术者，则不应使用填塞法。

三、术前评估

对于宫缩乏力或前置胎盘导致的产后出血，常规给予强宫缩药物和按摩子宫无效后，可尝试直接宫纱填塞压迫止血，尤其对于宫体及子宫下段广泛渗血的病例，可直接给予宫纱填塞，往往止血效果显著，简单快速。如果有局部血窦开放，出血汹涌，可在局部进行缝扎止血后，再进行宫纱填塞。填塞前需要排除胎盘残留、子宫下段延裂、子宫破裂、凝血功能异常等情况。对于出血极其汹涌的重症产后出血，直接填塞宫纱压迫止血，往往效果不佳，宫纱很快被湿透，无法有效止血，可考虑先行双侧子宫动脉结扎止血，减缓出血速度及血量，如仍有持续广泛渗血，可行宫纱填塞联合治疗，达到止血目的。

四、术前准备

1. 准备宫腔填塞纱条上台（长10m，宽4~6cm，四层，边缘光滑，高压灭菌后），0.5%甲硝唑盐水或生理盐水浸透拧干备用。对于考虑术中出血高风险者，应在剖宫产术前提前准备好宫腔填塞纱条上台。

2. 开放2条静脉通路，加快补液，及时抽化验及备血、要血。

3. 备好促宫缩药物，宫纱填塞过程中同时给予促宫缩药物，加强宫缩。

五、手术操作

填塞原则：将无菌宫腔纱条以0.5%甲硝唑盐水或生理盐水浸透并拧干，从宫底开始自一侧填至另一侧，即按"之"字形有序填塞，务必填紧，不留空

扫码看视频

隙，注意顺应宫腔形态，可针对性的局部压紧（因经阴道宫纱填塞操作不便，效果较差，本章节仅探讨经剖宫产切口宫纱填塞手术技巧）。

1. 用 1 号可吸收线分别快速缝合子宫下段切口两侧，至中间留 3~4cm，方便进行宫纱填塞。

2. 对于以宫缩乏力为主的产后出血，宫纱填塞从宫底部开始。注意填塞前将子宫还纳入腹腔，因为宫纱填塞后的子宫体还纳回腹腔往往比较困难。

3. 填塞从宫底部两侧宫角开始，先放置宫纱头至一侧宫角，然后开始自一侧填至另一侧，按"之"字形有序填塞，务必填紧，尤其两侧宫角部位，注意不留死腔或空隙。在开始填塞两侧宫角时，建议使用卵圆钳填塞纱条，卵圆钳钳夹纱条充分探入宫腔将纱条"之"字形填塞至两侧宫角和宫底处，能帮助宫角和宫底处填塞更紧密，之后可以用示指和中指夹住宫纱快速填塞。

4. 当纱条填塞完子宫体到剖宫产切口附近时，应根据子宫下段长度情况估计剩余需要填塞的纱布长度，或者直接换用另一条宫纱开始填塞下段。先用卵圆钳把宫纱断端从剖宫产切口向下经宫颈口填塞到阴道内 2~3cm，快速填塞子宫颈，然后更换卵圆钳，或术者用示指和中指夹住纱条快速填塞子宫下段，如为试产中转剖宫产的产妇，宫口松，建议由一位助手在台下戴无菌手套，自阴道探查堵住宫颈口，帮助协助宫纱断端填紧宫颈段，避免大部分宫纱填塞在阴道内。

5. 宫体和子宫下段填塞的宫纱在切口部位汇

合，如未换用宫纱，10m 宫纱正好完全填塞进去，则可以直接缝合子宫切口中段，关闭宫腔；如下段填塞宫纱另用了一条，两端宫纱均未用完，则预估剩余可填塞的宫纱长度，将多余部分宫纱剪断，两段宫纱予以打结并记录在手术记录中，取宫纱时进行核对。

6. 宫纱填塞完毕后需先观察填塞效果，是否还有活动性出血，然后用 1 号可吸收线间断缝合子宫切口，因为此前子宫下段切口两端已经缝合，因此，基本间断缝合 2~4 针就能完全关闭宫腔。缝合过程中注意直视每次进针和出针，避免缝到填塞的纱条。

六、注意事项

1. 剖宫产术中宫纱填塞后，在缝合子宫切口时需要特别小心，避免缝到纱条，导致取宫纱困难。因此，在填塞宫纱前需先行缝合子宫切口两端，中间留置 3~4cm 进行宫纱填塞操作，填塞后仅需要间断缝合 2~4 针即可。

2. 填塞后关闭宫腔缝合过程中，应注意直视每次进针和出针，避免缝到填塞的纱条，当中间仅剩 1 指缝隙时，可用手指进入宫腔探查已缝合的切口下方，再次确认没有缝到纱条后再完全关闭宫腔。值得注意的是，切口下方的纱条不用填得过紧，避免影响关闭宫腔的缝合操作。

3. 填塞过程中对止血情况应有初步判断，如果填塞纱条呈白色或者花白色就说明已经充分止血，没有进一步出血；如果纱布很快浸透，完全呈红色，那么需要综合子宫宫缩情况判断止血效果，可考虑与加强宫缩药物及血管结扎或者局部血窦缝合联合止血。

4. 多条宫纱填塞宫腔时，应在 2 条宫纱间行端端缝合 / 端端打结。为保证打结牢固，可展开纱布断端分别系 2 个结节，这样牢固且快捷。

5. 填塞术后一定要严密观察生命体征，注意血压、心率等变化情况，观察宫底高度和阴道流血量，注意尿量，定时统计出入量情况。

6. 术中严格无菌操作，术中和术后均给予广谱抗生素预防感染。

七、结局评价

1. 术后 24~48 小时取出宫腔纱条，对子宫形态及血供没有影响。

2. 如术后有发热感染迹象，应随时取出纱条。

3. 取宫腔纱条，应送至手术室，开放静脉通路，予以备血和促宫缩药物，有部分产妇取纱条后可能会再次产后大出血，因此需提前做好出血预防准备，如再次出血，需要及时给予其他产后出血处理措施。具体操作注意事项：充分消毒阴道，打开窥器，钳夹阴道段纱条断端，轻柔缓慢牵拉抽取纱条，纱条中端及末端涂抹拭子送培养，操作过程中注意应用宫缩剂及按摩宫底，帮助促进宫缩。纱条完全取出后，需核对纱条长度及打结个数，主要观察宫缩及出血情况，如 15~30 分钟没有出血，可返回病房。

4. 纱条取出过程中，可能会遇到部分纱条被子宫切口缝合线缝上的情况，此时不必紧张，尽量分离纱条，被缝合上无法分离的部分纱条可剪开留在宫腔（尽可能小），将其余剩余纱条完全取出即可。残留在宫腔内的纱布在切口缝合线吸收后会自行脱落排出，和患者及家属交代病情，嘱适当多下地活动，告知产后可能会有小块纱条排出，消除患者及家属的紧张焦虑情绪。

5. 宫腔填纱后如果仍持续存在宫腔内出血，往往表现为心率加快、血压不稳、贫血、失血、尿量少等低血容量表现，因为宫纱填塞，阴道流血量可能不多。应结合阴道流血量、宫底高度变化及低血容量表现等情况综合分析，有条件的情况下应行床旁超声检查帮助明确有无宫腔内隐匿性产后出血，如确定仍有持续大量宫内出血，需考虑立即给予其他产后出血处理措施。

八、并发症

宫腔纱条填塞术最常见的并发症为术后发热，宫内感染。宫纱作为异物，会增加感染概率。常规术后 24~48 小时取出宫腔纱条，如术后有发热感染迹象，应随时取出纱条。

九、技术拓展

1. 使用时机：对于宫缩乏力引起的产后出血，如按摩子宫和促宫缩药物无效，在常规给予开放 2

条静脉、加快补液、急查化验及备血、监测生命体征及出入量等处理的同时，可果断进行宫腔填纱，对于 Rh 阴性血型孕妇（要血时间长）或者存在其他高危因素的患者（身材矮小、孕前不足 50kg、妊娠期高血压等），当存在产后出血时，可更积极给予宫腔填纱以达到止血目的，避免被动。

2. 填塞宫纱前必须确认宫腔没有胎盘、胎膜残留，没有产道裂伤及凝血问题。

3. 对于前置胎盘引起的以子宫下段出血为主的产后出血，应先用宫纱填塞子宫下段止血，使用卵圆钳将宫纱断端经宫颈塞入阴道 2~3cm，快速填塞子宫颈，然后更换卵圆钳，或术者用示指和中指夹住纱条快速填塞子宫下段，填塞完子宫下段后，再填塞宫体；而子宫体收缩乏力导致的产后出血，则应先进行宫体部位宫纱填塞，而后再填塞子宫下段。填塞部位和缝合顺序应灵活掌握，并且注意无论何种填塞和闭合顺序，填塞都应填紧不留腔隙。

4. 宫腔填塞纱条往往为普通无菌纱条，浸润 0.5% 甲硝唑盐水或生理盐水拧干即可。无菌纱条通常简单易得并且价格低廉，可在资源有限的地区和基层医院及时获得和应用。

有少量病例的研究报道宫腔填纱的成功率超过 90%。另外，还有研究报道了采用新型的宫腔填塞装置即压缩微小海绵进行填塞止血，其内为网袋包裹的压缩微小海绵，辅助的长条管状给药装置将海绵送入宫腔后，微小海绵会快速吸收血液，并迅速膨胀和契合子宫形状，达到持续压迫宫腔的作用，有效时间可长达 24 小时。一项前瞻性研究纳入了 9 例阴道分娩后失血量超过 500ml 的患者，采用了该填塞装置，所有患者均在放置后 1 分钟内止血，并且无相关不良事件报道。

十、预后

1. 剖宫产术中产后出血，宫腔纱条填塞往往能快速止血，并且可以针对宫体、子宫下段不同出血部位，灵活调整先行填塞的位置，是临床上一种极其快速、安全、有效、性价比高的产后出血急救措施。

2. 宫腔纱条填塞对子宫形态及血供无任何影响，对下次妊娠也无任何不良影响。

第二节 宫腔填塞术之
宫腔球囊填塞术

一、适应证

宫腔球囊填塞术适用于按摩子宫或者宫缩剂使用无效的产后出血。产后止血球囊用的是硅胶球囊导管，球囊最大容积是 500ml，另外有一个快速灌注组件，是一根带输液连接和三通阀的高分子聚合物管道。经阴道放置球囊压迫止血不仅操作简便快捷，而且起效迅速，因此适用于阴道分娩后的产后出血。对于剖宫产手术关腹后宫缩乏力再出血，以及瘢痕子宫阴道试产成功后的产后出血，球囊填塞术也可应用。剖宫产术中，先将球囊放置在宫腔内，然后术者将导管经子宫下段和宫颈放置至阴道，台下一名助手戴手套自阴道接进水管后，自台下缓缓打入生理盐水，然而注水后往往压迫效果欠佳，同时在缝合子宫切口时需要非常谨慎，避免缝针扎破球囊。

二、禁忌证

1. 非宫缩乏力型产后出血，如产道撕裂伤、子宫下段延裂，子宫破裂、凝血功能异常等出血。
2. 胎盘残留。

3. 动脉出血。

4. 阴道、宫颈或子宫存在化脓性感染。

5. 需切除子宫的病例。

6. 器械不能有效控制出血的手术部位。

7. 子宫形态异常。

三、术前评估

评估患者出血量，明确出血原因，确认无胎盘残留、产道裂伤和子宫血管性出血，必要时床旁超声检查，探查宫腔深度。一线止血方法无效，可考虑立即给予宫腔球囊放置止血。

四、术前准备

目前已有专门用于宫腔填塞的产后止血球囊（Bakri Postpartum Ballon）（美国库克），产科科室可在病房及产房常规配备 Bakri 球囊。在紧急情况下，也可以将原本用于其他部位的球囊如三腔带囊胃管、Foley 导尿管等放置于宫腔止血，但需注意原球囊可充盈容积的上限规格。在基层或者偏远地区，没有其他可用物品时，也可以考虑用尿管和避孕套（或橡胶手套）自制止血球囊。在备好球囊的同时，准备好 500~1000ml 的无菌生理盐水、大容量注射器、阴道填塞纱布（如需阴道填塞固定球囊）、导尿管等，在有条件的情况下还可准备床旁超声仪。

五、手术操作

扫码看视频

1.经阴道放置球囊：常用于阴道分娩后或剖宫产术后。患者取膀胱截石位，充分消毒宫颈及阴道，宫颈钳钳夹宫颈前唇，轻柔牵拉使宫颈管与宫腔平齐，长弯钳轻轻钳夹球囊穿过宫颈管和子宫内口，将球囊部分置入宫腔内，且尽可能置入宫底处，但不应过度用力。另一只手或者由助手帮忙经腹部轻轻施压，以保持宫颈管与宫腔对齐，以便球囊顺利置入宫腔内，如果球囊进入宫颈内口前遇到阻力，可重新调整插入角度。球囊置入宫腔后，采用宫颈钳钳夹宫颈前后唇帮助球囊固定在宫内，避免滑出，三通阀分别连接生理盐水及注射器，助手用封闭的注射器通过活塞快速注入生理盐水至球囊，量约250~300ml，观察出血量变化情况。球囊最大充盈量为500ml，切勿过度充盈球囊，否则可能会使球囊移动到阴道中。有条件的单位可以同时行床旁超声帮助判断宫内情况，是否有宫腔积血以及出血情况。若填塞后不再有明显出血（包括观察球囊导管的排血孔），考虑球囊放置有效，将无菌纱布（浸有碘伏或者0.5%甲硝唑盐水）放置于宫颈前后穹窿填塞，避免球囊滑出。同时将引流端口与集液袋相连，持续监测宫腔出血情况。观察止血有效后，将导管固定在患者大腿上。

2.剖宫产术中出血放置球囊压迫止血的方法：术者从剖宫产子宫切口处放入球囊，导水管经宫颈塞入阴道，台下助手戴无菌手套自阴道接住导水管并牵出。为方便导管顺利通过宫颈，可考虑取下导管端三通阀门，但在通过宫颈后进行液体灌注前必须重新安装好三通阀门。连接注射器及生理盐水。台上术者应仔细缝合子宫切口恢复子宫完整性，缝合过程中避免扎破球囊。子宫切口缝合完毕后，台下助手缓慢注入无菌生理盐水 250~300ml，观察球囊压迫填塞效果及止血情况，子宫收缩乏力导致的出血往往可能需要更大灌注量（500ml）才能有效止血。在球囊灌注的同时，注意牵拉导管帮助球囊压迫子宫下段，观察子宫出血情况，如出血减少或停止，说明球囊止血有效。如果单纯用球囊填塞无法控制出血，可考虑其他止血方法。

球囊放置后应避免按摩子宫或宫底加压，以防球囊脱落，缩宫素持续静点或者使用长效宫缩剂维持有效宫缩，常规使用抗生素预防感染。每小时记录引流管引流血量及宫底高度，直至病情平稳。

六、注意事项

1.宫腔球囊填塞使用前注意事项和宫纱填塞相似，对产后出血严格按照预警线、处理线等处理原则执行，按出血量情况及时开放静脉通路加快补液、急查化验和备血、做好输血准备。

2.球囊填塞前必须确认宫腔没有胎盘、胎膜残留，没有产道裂伤及凝血问题。

3.球囊填塞过程中需注意配合强促宫缩药物和抗感染治疗，密切观察出血情况，评估止血效果，如仍有持续大量宫内出血，需考虑立即给予其他产后出血处理措施。

4.球囊放置操作过程中注意严格无菌操作，术中和术后均给予广谱抗生素预防感染。

5.操作技术难点

（1）在剖宫产术后经腹置入球囊时，通过剖宫产切口插入球囊，充盈口端应首先置入，使其通过子宫下段和宫颈至阴道，台下助手戴无菌手套自阴道接住并从阴道内牵拉出。为便于顺利通过子宫下段和宫颈，可先取下旋塞阀，自阴道牵拉出后重新装上，然后再进行生理盐水灌注充盈球囊。

（2）助手牵拉球囊导管通过阴道后，适度牵拉，保持球囊大部分位于子宫体部，导管平顺通过子宫下段及宫颈，不打折。

（3）缝合子宫切口时需注意，切勿刺穿球囊。

（4）注射器充盈球囊后，应轻轻牵拉球囊导管，以确保球囊壁和组织表面充分接触，用胶布将球囊导管固定在患者腿部或对其施加不超过500g的重量，以保持张力，保证良好的止血效果。

（5）经阴道放置球囊时，应避免球囊灌注充盈后自阴道口滑出，将无菌纱布（浸有碘伏或者0.5%甲硝唑盐水）放置于宫颈前后穹隆填塞，可有效避免球囊滑出。

6.术后观察要点

（1）子宫宫底高度、子宫收缩情况：子宫轮廓清、宫底触及明显、宫缩好，或子宫轮廓不清、子宫松软无收缩。

（2）阴道流血量：包括阴道流血量，球囊引流管引流液体情况（引流量多少、有无凝血块，及液体颜色），以及引流管有无扭曲、受压移位等。

（3）患者生命体征情况：心率、血压、脉搏、肤色、外周末梢循环情况、尿量、神志改变等。

七、结局评价

球囊达到止血目的后，便可尽快取出，由主治医师根据患者状况决定何时取出球囊，最长体内置留时间为术后 24 小时。如术后有发热感染迹象，应随时取出球囊。球囊取出过程与取宫纱类似，注意放出球囊内生理盐水时应缓慢，渐进性抽出液体，生理盐水完全放空后方可经阴道缓慢轻柔牵拉出球囊，不可强力硬拽，取出后需观察患者有无出血迹象。有 Meta 研究统计分析了宫腔球囊填塞治疗成功率，该研究总共纳入了 4700 余例产后出血患者（包括 7 项随机试验、15 项非随机研究和 69 项病例系列研究），发现子宫球囊填塞总成功率为 85.9%（95%CI 83.9%~87.9%），用于子宫收缩乏力（87.1%）和胎盘前置（86.8%）时成功率最高，而在粘连性胎盘疾病（66.7%）和妊娠物残留（76.8%）中成功率最低。该研究中，将球囊治疗成功定义为放置球囊后停止出血，未进一步采用其他止血措施或者影像学介入干预，并且产妇未死亡。但这一定义较狭隘，因为球囊可作为一种有效的暂时措施以减少子宫的血流，从而争取时间来启动和继续其他止血措施，以利于抢救救治。因此，在实际临床工作中，宫腔球囊填塞治疗的有效率和成功率应更高些。

对顺产后的产后出血采用经阴道宫腔球囊放置方法有避免开腹手术止血的可能性，即使止血不成功，由于实时的监测出血量和操作简便，也不耽误下一步止血治疗措施。对需转移至手术室或开腹手术止血的产后大出血，可即刻床旁给予宫腔球囊放置术，减缓在转运过程中或术前准备时的出血量，为抢救、配血及转诊争取宝贵的时间。

八、并发症

宫腔球囊填塞并发症与宫纱填塞一样，最常见的为宫腔感染，因此球囊放置达到止血目的后，便可尽快取出，最长体内置留时间为术后 24 小时。如术后有发热感染迹象，应随时取出球囊。

九、技术拓展

1. 如果单纯球囊填塞止血失败，可考虑联合外部压迫缝合法止血。球囊填塞联合子宫压迫缝合的填塞方法：如果球囊已经固定，应在移出或排空球囊后进行压迫缝合，以免不小心刺破球囊。如果是纵向压迫缝合（如 B-lynch 缝合或 Hayman 缝合），且不需缝合子宫前壁和后壁（Cho 式缝合或多个方形缝合），则随后可重新放置球囊并灌注液体。如果压迫缝合部位发白，则应立即停止充盈球囊，因为子宫肌层血流过度减少可引起子宫破裂或坏死。通常应在离开手术室前快速决定是否联合使用填塞球囊与压迫缝合，而不应作为逐步实施的干预措施，从而避免不必要地延误，导致临床情况恶化和消耗性凝血障碍。近年的文献报道表明，"三明治"子宫压迫缝合术和 Bakri 球囊子宫内填塞法结合，可进一步提高止血成功率。

2. 球囊联合止血纱布填塞：对难治性出血病例可采用止血纱布填塞联合球囊填塞止血。首先将纱布置入宫腔以促进局部止血，然后再放置球囊，充盈，直接施加压力压迫宫腔。采用该方法止血后，取出宫腔填塞物时务必同时取出球囊和所有纱布。

3. 两种填塞方法的优缺点：美国关于产后出血处理的指南中首选球囊填塞。但现有的少数几项对比研究并未明确两种方法孰优孰劣。宫腔纱条填塞对比球囊填塞的优势在于：无菌纱布通常价格低廉且简单易得，可在基层医院和资源有限的地区广泛应用。其缺点主要为：纱条完成填塞所需的时间可能较长；纱条可吸收血液，从而可能掩盖持续出血；异物留置的风险；纱条填塞宫腔，充分予以宫腔压迫，需要操作技术过关，这也是成功止血的关键。使用区别：对于阴道分娩后的产后出血往往首选球囊填塞压迫，因为操作简易，经阴道放置球囊操作更便捷快速；对于剖宫产术中发生的产后出血，选用球囊或者宫腔纱条填塞都可以，但在对两种方法都能熟练掌握的情况下，剖宫产术中行宫纱填塞相对操作更便捷，填塞效果更满意，对子宫宫体和下段止血效果更好。无论宫腔纱条填塞还是球囊压迫填塞，术后应密切观察出血量、子宫底高度、生命体征变化（心电监护）等，动态监测血红蛋白、红细胞压积、凝血功能状态，以避免宫腔积血。对于球囊填塞止血后，球囊放置24小时内应取出，注意预防感染。

十、预后

宫腔球囊放置术具有操作简便快捷、无创伤性、无须麻醉、对操作者技术要求不高等优点，对剖宫产术中及产后出血都适用，尤其对顽固性宫缩乏力、胎盘因素造成的产后出血较其他方法更有优势，在一线止血方法无效时可考虑尽早使用，密切观察止血效果，必要时联合其他止血方法，以提高止血的成功率。产科 Bakri 球囊目前临床应用较广泛，使用得当往往效果良好，止血后应及时取出。其对子宫形态及血供没有影响，无远期并发症。

参考文献

［1］ Condous GS, Arulkumaran S, Symonds I, et al. The "tamponade test" in the management of massive postpartum hemorrhage ［J］. Obstet Gynecol, 2003，101（4）：767-772.

［2］ Georgiou C. Intraluminal pressure readings during the establishment of a positive 'tamponade test' in the management of postpartum haemorrhage ［J］. BJOG, 2010，117（3）：295-303.

［3］ Kong CW, To WWK. Intraluminal pressure of

uterine balloon tamponade in the management of severe post-partum hemorrhage [J] . J Obstet Gynaecol Res, 2018, 44（5）: 914-921.

[4] Belfort MA, Dildy GA, Garrido J, et al. Intraluminal pressure in a uterine tamponade balloon is curvilinearly related to the volume of fluid infused[J]. Am J Perinatol, 2011,28（8）: 659-66.

[5] Kaya B, Tuten A, Daglar K, et al. Balloon tamponade for the management of postpartum uterine hemorrhage [J] . J Perinat Med, 2014, 42（6）: 745-753.

[6] Nelson WL, O'Brien JM. The uterine sandwich for persistent uterine atony: combining the B-Lynch compression suture and an intrauterine Bakri balloon [J] . Am J Obstet Gynecol, 2007, 196（5）: e9-10.

[7] Price N, Whitelaw N, B-Lynch C. Application of the B-Lynch brace suture with associated intrauterine balloon catheter for massive haemorrhage due to placenta accreta following a second-trimester miscarriage [J] . J Obstet Gynaecol, 2006, 26（3）: 267-268.

[8] Diemert A, Ortmeyer G, Hollwitz B, et al. The combination of intrauterine balloon tamponade and the B-Lynch procedure for the treatment of severe postpartum hemorrhage [J] . Am J

Obstet Gynecol, 2012, 206（1）: 1-4.

[9] Seidel V, Braun T, Weizsäcker K, et al. Application of chitosan-covered gauze in combination with intrauterine balloon tamponade for postpartum hemorrhage treatment-Case report of a novel "uterine sandwich" approach［J］. Int J Surg Case Rep, 2018, 48: 101-103.

第三节 子宫压迫缝合术

子宫压迫缝合术是 20 世纪 90 年代兴起的产后出血的新型治疗方法。该方法对术者操作技术要求低，不需要特殊操作器材，缝合相对简便、迅速、有效，因此，非常易于在基层医院推广应用。

子宫压迫缝合术包括多种缝合方法，不同的压迫缝合方法适用于不同原因的产后出血[宫缩乏力、胎盘因素（前置胎盘、胎盘粘连等）]。B–Lynch 缝合术和 Hayman 缝合术主要用于子宫收缩乏力性产后出血；Cho 缝合术主要用于子宫收缩乏力性产后出血和前置胎盘引起的产后出血；针对前置胎盘子宫下段胎盘剥离面出血或者下段肌层菲薄，可采用子宫下段横行环状压迫缝合术、子宫下段平行垂直压迫缝合术、子宫下段水平峡部 – 宫颈压迫缝合术、子宫峡部 – 宫颈环状压迫缝合术、子宫下段环形蝶式缝扎术以及子宫下段螺旋式缝合成形术等。

B–Lynch 缝合术是最常用的子宫压迫缝合术。由该术式演变出了较多缝合压迫止血术式，但尚无研究数据明确何种术式止血效果最好。相对来说，一般纵向缝合止血比横向缝合操作更简便、更安全，因此在临床上也采用的更多。

一、适应证

子宫压迫缝合术适用于子宫收缩乏力、胎盘因素（前置胎盘、胎盘粘连等）引起的产后出血及晚期产后出血。子宫压迫缝合术可结合其他止血方法一起使用，如在前置胎盘和胎盘粘连时，可在胎盘剥离面行"8"字缝合止血后，再行 B-Lynch 缝合，或者先行双侧子宫卵巢动脉结扎后，再行 B-Lynch 缝合。

二、禁忌证

对于子宫肌层裂伤、软产道裂伤等出血，应针对性缝合止血，禁用压迫缝合操作。存在凝血功能障碍等凝血问题时，禁用缝合止血法。并且该措施使用前提是患者血流动力学稳定，如果患者的血流动力学不稳定，应先采取子宫止血带捆扎、宫腔内球囊填塞和／或结扎子宫动脉和子宫－卵巢动脉等暂时性措施，以减少持续大量失血，甚至可能达到止血效果，避免行压迫缝合术。

三、术前评估

对于产后出血高风险的孕妇人群，术前应进行充分风险评估，术中可根据具体出血情况给予对应的缝合止血方法。对于凶险性前置胎盘等大出血风险极高的危重病例，应在术前做好充分的术前检查和多学科会诊与评估。术前完善超声、核磁共振等检查，明确胎盘附着位置、邻近器官受累情况，以及血供来源等，评估病情。必要时应提前报备医务科，并在医务科的组织下进行多学科会诊，组织产科、妇科、泌尿外科、介入科、麻醉科、输血科、手术室、新生儿科、重症医学科等多学科进行术前病例讨论和评估，制定好术前准备以及手术方案。

四、术前准备

子宫压迫缝合术不需要特殊器械，但在行子宫压迫缝合术前需行预实验以明确压迫止血有效，方可操作。

预实验操作：将子宫托出腹腔，置于两手之间，双手进行压迫，行子宫压迫试验，双手加压后子宫出血明显减少或者停止，则考虑成功可能性大，可立即行子宫压迫缝合术。对于凶险性前置胎盘等大出血风险极高的危重病例，可根据多学科会诊意见进行术前准备，术前建立可靠的静脉通路，必要时进行桡动脉穿刺，监测动脉血压，进行中心静脉置管，准备充足的血液制品及药品、自体血回输设备、特殊手术器械，联系好血库充分备血等，根据患者个体情况，术前提前完成腹主动脉球囊放置和 / 或输尿管支架植入等。组建好由产科、麻醉科、输血科、手术室、泌尿外科、介入科、新生儿科、重症医学科等构成的多学科协作团队，按照制定的手术方案，共同进行手术。

五、手术操作

（一）B-Lynch 缝合术

扫码看视频

B-Lynch 缝合术是对子宫加压止血，效果类似于人手压迫子宫止血。B-Lynch 缝合术是非常常用的治疗产后出血的手术方法，通过加压子宫，使宫壁间的血管挤压、关闭血窦，从而达到止血目的。往往适用于子宫底部、体部的收缩乏力所致的产后出血，如双胎妊娠。较多病例报道显示，对于其他方法无法控制的宫缩乏力所致的子宫出血，B-Lynch 缝合术十分有效。也有文献报道，剖宫产术中宫缩乏力型产后出血早期（400~1000ml）即施行 B-Lynch 缝合术能快速控制出血，使产妇受益。但该手术方法只应用于宫缩乏力的患者，而不能单独用于粘连性胎盘导致的出血。B-Lynch 缝合术相对简单易学、安全，并能保留子宫，但存在增加再次妊娠后发生胎盘形成相关的不良结局风险的可能性。

具体操作方法如下。

1.压迫试验：将子宫托出腹腔，置于两手掌之间紧握住，即行子宫压迫试验，加压后子宫出血基本停止，则考虑加压缝合止血有效，快速下推膀胱腹膜反折，立即行 B-Lynch 缝合术。

2.缝合步骤：于子宫横切口下缘 2~3cm，距子宫右侧缘 3cm 处进针，经宫腔跨过切口，于子宫横切口上方 2~3cm，距子宫右侧缘 4cm 处出针，然后经宫底绕至子宫后壁（距离子宫右侧宫角约3~4cm），于后壁对应前壁位置进针，水平通过宫腔，于子宫后壁左侧相应位置出针，将缝线垂直通过宫底绕至子宫前壁，于子宫横切口上缘2~3cm（距左侧缘4cm）处进针，子宫横切口下缘（距左侧缘3~4cm）处出针，助手双手加压宫体，同时缓慢拉紧两个缝线，注意避免暴力牵拉造成子宫组织切割伤，检查无明显出血后，于子宫横切口下方予以打结。整个缝合过程中需助手持续按压压迫子宫，帮助减少出血和勒紧打结。

（二）Hayman 缝合术

Hayman 缝合术属于一种改良的 B-Lynch 缝合术，操作相对更简单，主要用于宫体收缩乏力所致产后出血，是从子宫前壁到后壁进行 2~4 个垂直压迫缝合的方法。如果是阴道分娩后的产后出血，行 Hayman 缝合术时无须切开子宫，这是与 B-Lynch 缝合术的不同之处，可作为手术治疗阴道分娩后宫缩乏力所致产后出血的一种常用方法。如需控制子宫下段出血，也可以在子宫下段水平环状压迫缝合。操作方法：压迫试验行之有效后，下推膀胱腹膜反折，暴露子宫下段，在子宫横切口下缘2cm，距子宫右侧缘约3cm处，从子宫前壁进针贯穿至子宫后壁出针，然后绕过宫底（距右侧宫角3~4cm）至子宫前壁，助手同时加压勒紧在宫底处打结，同法操作左侧。

（三）Cho 缝合术

Cho 缝合术是一种多个正方形 / 矩形缝合技术。适用于胎盘剥离后子宫局部组织薄弱所致产后出血的情况，可针对局部子宫薄弱出血部位进行局部正方形 / 矩形缝合压迫止血。首先，需要在子宫肌层薄弱出血严重处加压，观察出血情况，如果出血减少，可行 Cho 缝合止血。具体操作：从子宫前壁贯穿至后壁出针，在第一进针点水平横向 2~3cm 处从后壁向前壁贯穿缝合，在第二进针点下方 2~3cm 处从前壁至后壁贯穿缝合，然后在第一进针点下方 2~3cm 处从后壁至前壁贯穿缝合，组成方形，然后打结止血。

（四）子宫下段横行环状压迫缝合术

扫码看视频

对于考虑子宫下段收缩乏力引起的出血，可行预实验即尝试按压子宫下段，如止血，即压迫试验有效，可考虑行子宫下段横行环状压迫缝合术止血。具体缝合方法：从右侧子宫横切口下缘 2~4cm，距子宫右侧缘 1cm 处进针，从前壁贯穿至后壁出针，横向至子宫左侧缘 1cm 处后壁贯穿至前壁穿出，助手双手加压子宫下段，同时拉紧缝线打结。

（五）子宫下段环形蝶式缝扎术

近年来，随着我国生育政策对二胎、三胎的放开，越来越多的有剖宫产史的女性选择再次妊娠，导致凶险性前置胎盘伴胎盘植入的病例日益增多。凶险性前置胎盘是指在既往有剖宫产史的子宫发生前置胎盘，并发胎盘植入的风险超过50%，常造成难治性产后出血，危及母儿生命安全。因此，近年来我国产科领域的专家们对凶险性前置胎盘伴胎盘植入的手术处理进行了大力的聚焦探索。2015年，杨慧霞教授等人提出了一种新的处理凶险性前置胎盘伴胎盘植入的手术方法—止血带捆绑下子宫下段环形蝶式缝扎术，建议对凶险性前置胎盘病例可先行止血带捆绑止血，剥离胎盘，然后进行子宫下段环形蝶式缝扎术。胎儿娩出后如果胎盘不能自主剥离或部分剥离伴出血，则推荐快速予以止血带捆绑子宫下段止血，同时行人工剥离胎盘术。止血带捆绑操作步骤：将止血带自后向前环绕子宫，将子宫及附件收拢，使得附件以及周围血管紧贴子宫旁，然后将止血带捆绑在子宫下段，将输卵管伞部及卵巢置于止血带以外，尽量下推束紧后以卵圆钳钳夹固定。捆绑后出血明显减少，应尽快人工剥离胎盘，对胎盘植入部分应尽量小心，避免过度用力撕透子宫肌层及浆膜层。如果部分胎盘植入严重不易剥离或部分胎盘植入膀胱，则保留此部分胎盘，但术后须严密观察感染以及出血情况。

　　子宫下段环形蝶式缝扎术具体操作方法：在胎盘剥离后，进行子宫下段环形蝶式缝扎，具体操作方式有2种，一种是在子宫下段宫腔内反折加固，一种是在子宫前壁外面反折折回加固。在子宫前壁外面反折折回加固法具体如下：在子宫侧壁肌层内以 1 号线自右后向前贯穿进针，在出针点附近肌层较厚处再次进针，在宫腔内横行跨过薄弱的子宫前壁自内向外出针，再后退至离出针点一半距离处重复自外向内贯穿进针，反复跨过部分薄弱的子宫前壁由内向外出针，如此反复数针直至前壁重叠止血效果满意，再在子宫侧壁肌层内由前向后出针，于子宫后壁打结。缝扎满意后松开止血带，观察环形缝扎的止血效果。如还有出血可再次缝扎一次，直至子宫出血停止，然后将子宫体送回盆腔，观察15~20 分钟，注意观察子宫下段切口有无渗血、阴道有无出血。如宫体及子宫下段颜色无异常、宫缩好，即逐层关腹。若继续出血则为缝合失败，应改用其他治疗方法，如宫腔填塞术或子宫切除术等治疗。

（六）子宫下段多方位螺旋式缝合成形术

子宫下段多方位螺旋式缝合成形术适用于凶险性前置胎盘患者胎盘剥离后子宫下段胎盘剥离面的汹涌出血。具体方法如下：选择 1-0 可吸收缝合线，注意控制缝合深度不超出子宫浆膜层，对于子宫下段前壁肌层菲薄、与膀胱致密粘连的病例，缝合时需要尽量避免穿透膀胱黏膜面。该缝合成形术将子宫下段宫腔内侧面分为前、后、左、右 4 个区域，在各自的区域内分别自黏膜面向浆膜面，从子宫颈内口水平沿子宫腔方向自下而上、连续快速地横向缩窄缝合，下端为子宫内口平面，上缘为超过活动出血点上方 1cm。子宫下段的 4 个区域由于胎盘附着位置以及粘连、植入情况不同，术中出血情况也往往不一样，应以出血最汹涌的部位作为缝合的起始区域。术前影像学检查可帮助提示血液供应最丰富或疑有胎盘植入的部位，术前有大致判断，再结合术中情况，有助于快速确定起始缝合区域。缝合 1 个区域结束后应观察出血情况，决定是否需要缝合其他区域。通常缝合 1~3 个区域即可，必要时 4 个区域均进行缝合，直至子宫下段的出血停止或者明显减少。

该缝合法的治疗原理：子宫下段螺旋式缝合成形术可帮助加固薄弱的子宫前壁组织，使得组织相互重叠挤压，有助于阻断子宫肌壁间螺旋动脉，还有助于将膨大的子宫下段恢复到正常产后子宫形态，有一定的解剖学复位作用。这样有利于子宫收缩力的恢复，使血流明显减少、减缓，有利于胎盘剥离面局部血栓形成，进而止血。2016 年，曾万江等人在中华妇产科杂志报道了子宫下段多方位螺旋式缝合成形术在凶险性前置胎盘手术中的应用，探讨子宫下段多方位螺旋式缝合成形术在凶险性前置胎盘手术止血中应用的可行性和安全性。该研究总共纳入了 38 例产妇，行剖宫产术时彻底清除胎盘后，行子宫下段多方位螺旋式缝合成形术，部分辅以子宫动脉结扎术。38 例产妇均成功治疗，其中 4 个区域均缝合者 12 例（32%，12/38），缝合 2~3 个区域者 23 例（61%，23/38），3 例（8%，3/38）仅缝合后壁区域；12 例（32%，12/38）行单纯子宫动脉结扎术，3 例（8%，3/38）行子宫动脉结扎 +COOK 球囊放置术补充止血；2 例因术中大出血行子宫切除术，占 5%（2/38）。38 例产妇术中失血量平均为（1696±1397）ml，围手术期共发生 3 例血尿，占 8%（3/38）。术后半年随访无 1 例出现远期并发症。因此，该报道认为子宫下段多方位螺旋式缝合成形术是一种简便易行、安全可靠的手术止血方法，既可有效地控制凶险性前置胎盘术中大量出血，避免切除子宫，又可彻底清除胎盘、环状缩窄，恢复子宫下段形态，有助于产后子宫复旧。2017 年，周兴等人报道了腹主动脉球囊阻断辅助下提拉宫颈行子宫下段螺旋式缝合术的应用。该研究共纳入了 18 例植入型凶险性前置胎盘的孕妇，并提出腹主动脉球囊阻断辅助下提拉宫颈行子宫下段螺旋式缝合术是控制植入型凶险性前置胎盘患者术中、术后出血，与保留子宫的一种安全和有效的联合治疗方法。

在经子宫下段螺旋式缝合压迫止血后，如仍有较多出血，应积极结合其他手术止血方法。如子宫动脉上行支结扎术、子宫动脉下行支结扎术、宫内球囊放置术、宫腔纱条填塞术等，必要时可行髂内动脉栓塞术，甚至子宫切除术。

六、注意事项

1. 子宫压迫缝合过程中需要助手持续双手压迫子宫，减少出血，并且压迫时应注意对宫腔形态的影响，避免子宫宫腔过度折叠，导致产后宫腔积血排出不畅。

2.在拉紧子宫缝合线时，需要轻柔操作，避免子宫组织切割伤，同时助手充分压迫子宫予以配合。打结要松紧适中，避免过松无法达到止血效果，也需避免过紧，造成组织缺血坏死。

3.完成子宫压迫缝合术后，应立即评价止血效果，如有持续出血，应尽快采取其他止血措施。

4.建议留置腹腔引流管，注意术后定期随访，尤其注意关注子宫压迫缝合对下次妊娠的影响。

七、结局评价

子宫压迫缝合术缝合方法多样，不同的压迫缝合方法适用于不同原因的产后出血［宫缩乏力、胎盘因素（前置胎盘、胎盘粘连等)]，根据术中不同的出血情况，灵活选用 B-Lynch 缝合术、Hayman 缝合术、Cho 缝合、子宫下段横行环状压迫缝合术等，针对性地进行止血，或者联合使用，往往止血效果良好。其止血成功率约为 92%。术后可根据临床情况留置腹腔引流管，有利于病情判断，并在术后 24~48 小时酌情拔除。对于子宫压迫缝合术后的患者应注意术后随访，及早发现不良结局。在使用子宫压迫缝合术止血前，需要将压迫缝合术的有效性和近期、远期并发症等情况告知患者及家属，签署手术同意书。如子宫压迫缝合有效，可即刻观察到止血效果；如缝合无效，也可快速给予其他手术止血方案，不延误患者抢救时机。

八、并发症

子宫压迫缝合法可能会发生并发症，包括缝合线滑脱、肠管套叠、子宫坏死、盆腔粘连和宫腔粘连等。这些并发症发生概率极低，病例报道也很少。极个别病例报道缝合术后出现子宫坏死、积脓等并发症。产科医师往往担心 B-Lynch 缝合宫底的缝线发生滑脱从而导致肠管套叠等不良并发症，为此，有些学者在经典的 B-Lynch 缝合术基础上进行改进，当缝线绕行宫底时，在子宫前后壁垂直褥式缝合子宫浆肌层 3~4 针，有助于将缝线固定于子宫，避免缝线发生滑脱。事实上，子宫压迫缝合止血仅需维持数小时即可达到止血效果，当子宫内膜处血管闭合、局部小血栓形成后，即使缝线滑脱，也不增加后续再次出血的风险。B-Lynch 缝合术自 1997 年由英国 B-Lynch 报道问世以来，未发现有严重并发症或者死亡的病例报道。1997~2010 年间，有 6 例子宫压迫缝合术后子宫坏死的报道，其中 4 例发生在 B-Lynch 缝合术后，2 例在 Cho 缝合术后，诊断时间为手术后 12 小时～术后 6 个月。子宫坏死考虑与手术缝合时缝合线勒太紧，影响子宫肌层血供有关。随着 B-Lynch 缝合手术的广泛推广和应用，其并发症的发生有增加趋势，需加强警惕。

针对宫腔压迫缝合术后病例的随访调查显示，该术式对生育力和下次妊娠结局无不良影响。也有病例报道，在接受子宫压迫缝合术的患者中，有产后经宫腔镜检查或子宫输卵管造影检查发现宫腔粘连者。由于 B-Lynch 缝合术未将子宫前后壁完全贴合缝合，因此很少导致宫腔引流不畅、宫腔粘连等并发症；而 Cho 缝合术由于将部分子宫前后壁进行贴合缝合，术后可发生宫腔粘连。

九、技术拓展

子宫压迫缝合术如使用得当可有效帮助产科医师降低严重产后出血的发生率，减少临床用血，减少产科子宫切除甚至孕产妇的死亡发生，但需要产科医生充分掌握各种子宫压迫缝合的手术技巧，并快速果断地针对不同病因的产后出血灵活选用合适的缝合方法止血。

不同原因引起的产后出血需要针对性的选用合适的子宫压迫缝合术，关键在于在需要之处进行压迫缝合。

子宫压迫缝合术既往被当作难治性产后出血、一般药物和保守型手术治疗无效时的止血方案，但随着近年来子宫压迫缝合术的推广应用，其安全性和操作便捷性越来越得到肯定，因此压迫缝合术操作时机逐渐前移。目前，临床上产科医师往往在常规止血药物治疗无效，出血风险进一步增大时即给予子宫压迫缝合治疗。具体手术时机，以及出血量达多少时采用缝合止血目前尚没有有效的临床试验和共识进行指导，往往由临床医师根据具体临床情况和自身手术技巧予以决定。

十、预后

子宫压迫缝合术成功率约为 92%，并且具有操作简单、迅速有效等特点，因此在临床上应用较广泛。子宫压迫缝合术应采用可吸收线，可明显降低后期发生腹腔大网膜粘连等并发症的可能性。子宫压迫缝合术的远期预后问题主要是对下次妊娠以及妊娠结局的影响，目前已有大量随访病例报道，子宫压迫缝合术后患者顺利再次妊娠，随访妊娠结局并未发生子宫破裂等不良妊娠期并发症。由此可见，子宫压迫缝合术并不影响患者的再次受孕。但是，相关研究报道病例仍相对较少，其对再次妊娠及其妊娠结局的影响还需要更多的临床调查研究进一步明确。

参考文献

［1］ Allam MS, B-Lynch C. The B-Lynch and other uterine compression suture techniques ［J］. Int J Gynaecol Obstet, 2005, 89（3）: 236-241.

［2］ Hayman RG, Arulkumaran S, Steer PJ. Uterine compression sutures: surgical management of postpartum hemorrhage ［J］. Obstet Gynecol, 2002, 99（3）: 502-506.

［3］ Ghezzi F, Cromi A, Uccella S, et al. The Hayman technique: a simple method to treat postpartum haemorrhage ［J］. BJOG, 2007,

114（3）：362-365.

[4] Pereira A, Nunes F, Pedroso S, et al. Compressive uterine sutures to treat postpartum bleeding secondary to uterine atony［J］. Obstet Gynecol，2005，106（3）：569-572.

[5] Ouahba J, Piketty M, Huel C, et al. Uterine compression sutures for postpartum bleeding with uterine atony［J］. BJOG，2007，114（5）：619-622.

[6] Cho JH, Jun HS, Lee CN. Hemostatic suturing technique for uterine bleeding during cesarean delivery［J］. Obstet Gynecol，2000，96（1）：129-131.

[7] Nelson GS, Birch C. Compression sutures for uterine atony and hemorrhage following cesarean delivery［J］. Int J Gynaecol Obstet 2006，92（3）：248-250.

[8] Hackethal A, Brueggmann D, Oehmke F, et al. Uterine compression U-sutures in primary postpartum hemorrhage after Cesarean section：fertility preservation with a simple and effective technique［J］. Hum Reprod，2008，23（1）：74-79.

[9] Zheng J, Xiong X, Ma Q, et al. A new uterine compression suture for postpartum haemorrhage with atony［J］. BJOG，2011，118（3）：370-374.

[10] Kayem G, Kurinczuk JJ, Alfirevic Z, et al. Uterine compression sutures for the management of severe postpartum hemorrhage [J]. Obstet Gynecol, 2011, 117 (1): 14–20.

第四节　子宫动脉上行支结扎术

盆腔动脉结扎包括子宫动脉结扎和髂内动脉结扎，是用于预防或治疗产后出血的操作技术。其中，子宫动脉上行支结扎是最简单易行的血管结扎方法，也是控制子宫动脉裂伤或子宫卵巢动脉分支裂伤所致产后出血的首选方法。子宫动脉更易触及和结扎，手术难度小，并且损伤邻近大血管和输尿管的风险更小。子宫动脉上行支结扎主要针对宫体部出血，效果显著，对于子宫下段、宫颈和阴道旁的出血，其止血效果不佳。子宫去血管化是在双侧子宫动脉结扎的基础上进行双侧卵巢、子宫血管进一步结扎，减少子宫血供，从而治疗产后出血。对于子宫动脉结扎止血效果不佳的患者，可进一步行子宫去血管化治疗。

盆腔动脉结扎对手术医师的临床技能和操作技巧要求较高，尤其是髂内血管结扎术，应由熟悉盆腔各组织解剖结构并胜任多种妇科手术的资深产科医师进行操作，可作为大出血在切除子宫前的尝试措施。髂内动脉结扎操作困难，结扎前需准确辨认髂外动脉和股动脉，操作时应谨慎小心，避免损伤髂内静脉，一旦出现髂内静脉损伤，盆腔渗血，可导致严重的盆底出血，病情加重，因此髂内动脉结扎术目前临床使用较少。子宫动脉上行支结扎作为最简单易行的血管结扎方法，操作相对简单，容易掌握，在临床使用广泛。

妊娠末期，子宫胎盘血流量由早孕期的每分钟 50ml 快速增长到每分钟 500ml，其血供 90% 来自子宫动脉，其余来自卵巢、宫颈、阴道等处血管。在子宫动脉结扎后，子宫内血流明显减少、变缓，有利于小血管内形成血栓止血，同时由于子宫肌层缺血，刺激子宫收缩，有利于进一步压迫血窦止血。子宫动脉结扎后，一般 1 小时左右即可形成侧支循环，此时出血处血管往往已经形成牢固的血栓，不容易再发生出血。

一、适应证

难治性产后出血，尤其是剖宫产术中子宫收缩乏力或者胎盘因素引起的出血，经药物和按摩子宫无效者；或子宫切口延裂严重，子宫破裂而局部缝合止血困难者。

二、禁忌证

1. 绝对禁忌：凝血功能障碍。

2. 相对禁忌：严重盆腔粘连，无法分离辨认盆腔组织结构；患者血流动力学不稳定等。

三、术前评估

评估患者目前的产后出血量、是否有继续出血的风险、生命体征是否平稳、血流动力学情况，以及术者技术水平、血库供血情况、患者生育意愿。结合患者出血情况和术者对各项止血技术掌握的熟练程度，快速决断，给予相对最佳的止血手术措施。子宫动脉结扎对于子宫宫缩乏力型产后出血有效，对于胎盘粘连、血窦开放的出血，止血效果欠佳。对于产道裂伤和凝血功能障碍出血，血管结扎术止血无效。

四、术前准备

行盆腔血管结扎术如子宫动脉结扎术等手术前，应首先充分暴露术野，判断手术切口是否足够暴露手术视野，保证可进行血管结扎的操作，辨明盆腔解剖情况，如有盆腔粘连等情况，应分离粘连后再进行操作。子宫动脉结扎等血管结扎术无须特殊器械，但需要术者具有辨认子宫动脉等盆腔血管以及输尿管等盆腔解剖结构的临床能力，并具有熟练的手术操作技巧。结扎血管前，应将子宫托出于盆腔，并向结扎血管对侧牵拉子宫以充分暴露手术术野，仔细辨认拟结扎的血管、输尿管等重要解剖标志。

五、手术操作

扫码看视频

1. 将子宫搬出盆腔，充分下推膀胱，保证远离膀胱及输尿管，避免损伤输尿管和膀胱。

2. 提起子宫向结扎侧对侧倾斜，充分暴露结扎侧部位，辨认血管及输尿管等解剖结构。

3. 结扎子宫动脉上行支，应知道具体子宫动脉上行支走行位置。结扎为动静脉整体结扎。

4. 用 0 号或者 1 号可吸收线大圆针将子宫下段上部两侧，即子宫动脉上行支在子宫两侧缘处予以结扎。缝扎方法是直接从前壁缝到后壁，将部分子宫肌层组织结扎在内，但不要穿透蜕膜，避免感染。如果是剖宫产术后出血，用大圆针在剖宫产横切口下方约 2~3cm 处，水平方向在子宫侧缘向内约 2cm 处从前往后透过肌层至子宫后方，然后从子宫后方经过阔韧带的无血管区穿过，从后往前返回子宫前方，并予以打结。需要注意的是，自子宫内侧 2cm 处透过肌层结扎的目的是带上部分肌肉组织以帮助结扎更稳固，并尽量包括子宫动脉的上行分支，因此在宫纱填塞后如果止血效果不满意，可以继续尝试子宫动脉上行支结扎，注意缝合针穿行在子宫肌层内就可以。另外，子宫动脉上行支的结扎顺序和打结前后位置没有固定要求，只要能在子宫两侧缘穿行处结扎子宫动脉上行支，阻断血流就可以。

5. 同法处理对侧子宫动脉。

6. 结扎后，密切观察止血效果和血流动力学情况，如果止血效果不佳，需要尽快给予其他止血措施。

7. 在缝合过程中，需要充分看清解剖结构，避免误伤肠管等盆腔脏器，并且子宫动脉结扎术后需探查子宫、膀胱和肠管等脏器，明确无其他意外损伤。

六、注意事项

该止血技术关键在于术者具有辨认子宫动脉等盆腔血管以及输尿管等盆腔解剖结构的能力，具备熟练的手术操作技巧。如操作不当会导致严重的后果。对于难治性产后出血的患者，往往伴有组织水肿，可加重解剖结构的辨认难度，增加手术难度。对子宫动脉的结扎时，应注意下推膀胱，结扎部位不宜过低，避免损伤输尿管。

七、结局评价

如子宫动脉上行支结扎无效，可在双侧子宫动脉结扎的基础上进行双侧卵巢、子宫血管阻断，使子宫去血管化，从而达到止血目的。如血管结扎后仍出血不止，危及患者生命，应及时采用其他止血措施，或果断进行子宫切除术。血管结扎失败的原因包括操作困难无法完成结扎、出血过于迅猛或侧支循环建立迅速并且血流丰富，导致单纯血管结扎无法有效止血。如结扎血管手术治疗效果不佳，出血迅速，患者生命体征不稳定，应在积极抢救维持生命体征稳定的同时，果断进行子宫切除术，抢救患者生命。如患者血流动力学稳定，血管结扎治疗无效，可尝试采用子宫压迫缝合术或血管栓塞治疗，以保留患者生育力。

八、并发症

临床上该手术的并发症发病率差异较大，不同术者对盆腔解剖结构的掌握程度、术者的血管结扎技术以及手术技巧对该手术的成功率以及术后并发症的发生率影响显著。多个研究显示，结扎双侧子宫动静脉及卵巢子宫动脉可成功控制 90% 以上患者的出血，对生殖功能没有明显影响。随访该类患者术后再次妊娠情况，并未发现并发子宫坏死和胎盘功能不全等情况。然而，有 1 例病例报告显示，患者在因宫缩乏力导致产后出血而行子宫、子宫 – 卵巢和卵巢动脉结扎术后，发生了卵巢功能衰竭和宫腔粘连。

九、技术拓展

子宫去血管化包括多种方法：AbdRabbo 逐步法、Tsirulnikov 三步法、O.Morel 五步法。中华医学会产后出血指南推荐实施 3 步血管结扎法：即双侧子宫动脉上行支结扎，双侧子宫动脉下行支结扎，双侧卵巢子宫血管吻合支结扎。在子宫去血管化的基础上结扎髂内动脉可达到盆腔去血管化，从而尽可能地减少盆腔血流，达到止血目的。髂内动脉结扎术初次报道于 19 世纪 60 年代，成功率较低，一般不超过 50%，并且由于髂内动脉结扎术操作困难，有损伤髂内静脉的风险，一般不作为产科出血的一线手术治疗方法。近年来，随着临床上宫内球囊压迫止血以及子宫压迫缝合术等手术的推广应用，髂内动脉结扎术应用越来越少，仅在对盆底解剖结构熟悉的高年资妇产科医师的主持下，作为切除子宫前的一种尝试操作。髂内动脉结扎术适用于子宫颈或者盆底渗血、子宫颈或阔韧带出血、腹膜后血肿、保守治疗无效的产后出血，手术操作困难，需要对盆底解剖结构熟悉的妇产科高年资医师进行操作。另外，结扎前后必须仔细准确辨认髂外动脉和股动脉，注意避免损伤髂内静脉，否则可导致严重的盆底出血，造成不良结局。

髂内动脉结扎术的手术关键是准确辨认腹膜后间隙的髂血管和输尿管的解剖结构，髂总动脉在骶岬水平分为髂内动脉和髂外动脉，输尿管在髂总动脉分叉处穿过。

十、预后

血管结扎术式包括子宫动脉结扎、子宫去血管化、髂内动脉结扎以及盆腔去血管化，其手术总成功率在62%~100%。最早的子宫动脉结扎术来自1952年的Waters报道：将子宫动脉分离后进行结扎止血，成功率为80%~100%。1966年，O'Leary提出的动静脉整体结扎法（O'Leary缝合），操作相对简单快捷，成功率达96%，术后随访未见明显并发症，且对患者再次生育和妊娠结局未见明显影响。髂内动脉结扎术在一定程度上能有效止血，但其手术成功率一般不超过50%。有研究报道，病情严重者采用盆腔去血管化治疗的止血有效率为64%~71%。

目前，临床上无随机对照研究能证明各血管结扎术哪种更为有效，各国临床指南均是根据观察性研究结果和专家的临床共识得出的，因此需要积累更多的临床数据进一步帮助评估。目前大多数的专家均主张从低风险、保守性的手术方式开始。手术操作干预时机对止血效果非常重要，多个研究均建议积极处理，一旦一线止血方法无效，不能犹豫迟疑，应立即给予进一步止血方案。须在出血过多之前进行手术治疗止血，若失血过多后再行手术止血，由于易伴发凝血功能异常以及组织缺血、缺氧、水肿，手术效果往往不佳。但目前对于手术干预的具体时机方面的临床研究很少，有待进一步的研究验证提示，产科医师们往往根据其临床经验和具体医疗条件自行决定。

参考文献

［1］ O'Leary JL, O'Leary JA. Uterine artery ligation in the control of intractable postpartum hemorrhage［J］. Am J Obstet Gynecol, 1966, 94（7）: 920-924.

［2］ O'Leary JA. Uterine artery ligation in the control of postcesarean hemorrhage［J］. J Reprod Med, 1995, 40（3）: 189-193.

［3］ AbdRabbo SA. Stepwise uterine devascularization: a novel technique for management of uncontrolled postpartum hemorrhage with preservation of the uterus［J］. Am J Obstet Gynecol, 1994, 171（3）: 694-700.

［4］ Doumouchtsis SK, Nikolopoulos K, Talaulikar

V, et al. Menstrual and fertility outcomes following the surgical management of postpartum haemorrhage: a systematic review [J]. BJOG, 2014, 121（4）: 382–388.

[5] Sentilhes L, Trichot C, Resch B, et al. Fertility and pregnancy outcomes following uterine devascularization for severe postpartum haemorrhage[J]. Hum Reprod, 2008, 23（5）: 1087–1092.

[6] Roman H, Sentilhes L, Cingotti M, et al. Uterine devascularization and subsequent major intrauterine synechiae and ovarian failure [J]. Fertil Steril, 2005, 83（3）: 755–757.

第十四章　新生儿窒息复苏术

第一节　基础知识

足月儿、新生儿的气管长 4cm 左右，约为成人的 1/3，气管分叉位于第三、四胸椎水平，右侧主支气管降支比较直，为气管的连续部，左侧呈钝角向气管方突出，这一点使异物更容易进入右侧支气管。新生儿的气管与支气管相对狭窄，产生的气道阻力较大，软骨柔软，弹力纤维以及肌肉发育不完善，管壁容易变形，黏膜柔嫩纤细血管丰富，纤毛运动差。

一、解剖特点

1. 鼻：幼儿的鼻腔和后鼻道狭窄，无鼻毛，黏膜柔软，血管丰富。

2. 鼻咽部和咽部：婴幼儿的咽鼓管较宽、直、短，呈水平位。

3. 喉：喉部呈漏斗形，喉腔狭窄，软骨柔软，声门裂相对狭窄，淋巴血管丰富。

4. 气管和支气管：相对狭窄，软骨柔软，缺乏弹性组织，黏膜血管丰富，纤毛运动差。右支气管粗短，为气管直接延伸。

5.肺：出生时肺泡较少，整个肺脏含血多而含气少。

二、呼吸功能特点

1.肺活量（vital capacity）：小儿肺活量约为50~70ml/kg。在安静情况下婴幼儿呼吸储备量较小，需用30%左右。

2.潮气量（tidal volume）：小儿潮气量约为6~10ml/kg。年龄越小，潮气量越小；无效腔/潮气量比值大于成人。

3.每分通气量和气体弥散量：每分通气量按体表面积计算与成人相近；气体弥散量按单位肺容积计算与成人相近。

4.气道阻力：由于气道管径细小，小儿气道阻力大于成人，小儿发生喘息的机会较多。

第二节　新生儿窒息复苏术

新生儿窒息是指胎儿因宫内窘迫或娩出过程中引起的呼吸、循环障碍，或指新生儿娩出 1 分钟内无自主呼吸或仅有喘息样呼吸，从而引起缺氧酸中毒并导致全身多脏器损害的一种病理生理状况。是新生儿死亡、脑瘫和智力障碍的主要原因。据统计，每年全世界大约有 400 万新生儿死亡，其中 23% 死于出生窒息。为降低新生儿窒息的死亡率和伤残率，1987 年美国儿科学会（AAP）和美国心脏协会（AHA）开发了新生儿复苏项目（NRP），依据国际指南不断更新，我国分别于2005 年、2011 年、2016 年制定并逐步更新了我国的新生儿复苏指南，确定了新生儿窒息的诊断方案：Apgar 评分结合血气分析的结果判定窒息程度，分为轻度窒息和重度窒息。

轻度窒息：Apgar 评分 1 分钟 ≤ 7 分，或 5 分钟 ≤ 7 分，伴脐动脉血气 PH < 7.2。

重度窒息：Apgar 评分 1 分钟 ≤ 3 分，或 5 分钟 ≤ 5 分，伴脐动脉血气 PH < 7.0。

正确掌握新生儿复苏术对于救治新生儿十分必要，有复苏指征的新生儿均应及时进行正确、有效的复苏。90% 以上的新生儿会顺利完成从宫内到宫外生活的过渡，只有少部分的新生儿需要复苏。新生儿窒息所致的后果非常严重，如不及时抢救，往往对患儿一生都造成无法挽救的危害，而降低新生儿窒息死亡率的关键在于分娩后立即进行新生儿复苏。

适应证：对每一个出生的新生儿评估以下 4 项指标。①足月吗？②羊水清吗？③肌张力好吗？④有呼吸和哭声吗？4 项中有 1 项为"否"就应该进入复苏流程。

一、术前评估

1. 产前高危因素：产妇有妊娠期高血压疾病、糖尿病、胎盘早剥、前置胎盘出血、合并有心 / 肾 / 肺疾病、甲状腺或神经疾病、羊水异常、过期妊娠、多胎妊娠、既往有死胎死产病史、胎儿畸形、胎儿水肿、胎儿大小与孕周不符、未行常规产前检查、孕妇使用禁用药品或毒品、年龄＜16 岁或＞35 岁。

2. 产时高危因素：急诊剖宫产、急产、产程延长、胎儿窘迫、手术助产、臀位分娩、早产、先兆子宫破裂、宫缩异常（过频、过强）、胎心监护异常（Ⅱ类、Ⅲ类图形）、脐带脱垂、羊水栓塞、羊膜炎、胎膜早破＞18 小时、分娩前 4 小时使用过麻醉剂。

二、术前准备

1. 人员准备：每次分娩现场至少有一名熟练掌握新生儿复苏技术的人员在场。预先做好高危因素的评估，及时启动团队合作，提前通知儿科医生到场准备复苏。由产科医生、儿科医生、助产士、麻醉师组成团队，团队应有一名指挥者，在分娩前进行高危因素分析，讨论可能出现的情况，并做好任务分工和仪器药品的准备工作。

2. 环境准备：关闭门窗，减少人员流动，室温调至 25~28℃，仪器设备调至备用状态，按照使用顺序摆放好。

3. 物品和药物准备：制定新生儿复苏抢救物品和药品清单，复苏前进行核查，防遗漏。

（1）保暖用物：预热的辐射暖台、毛巾、温度传感器、帽子、塑料袋或保鲜膜及预热的床垫（为胎龄＜ 32 周的早产儿准备）。

（2）清理呼吸道用物：吸球、10 或 12 号吸痰管连接低压吸引器、压力为 80~100mmhg、胎粪吸引管。

（3）听诊用物：听诊器。

（4）氧气装置：常压给氧装置（氧源、吸氧管、吸氧面罩）、脉搏血氧饱和度监测仪及传感器、血氧饱和度目标值表格。

（5）通气用物：调节氧源（氧流量 10L/ 分）空氧混合仪、给氧浓度调节到 21%（胎龄＜ 35 周早产儿氧浓度调节到 21%~30%）、湿化瓶、正压通气装置、足月和早产儿面罩、8 号胃管和 20 号空针。

（6）气管插管用物：喉镜、0 号、1 号镜片、导管芯、气管导管（2.0、2.5、3.0、3.5、4.0 等型号）、二氧化碳检查仪、卷尺、气管导管深度插入

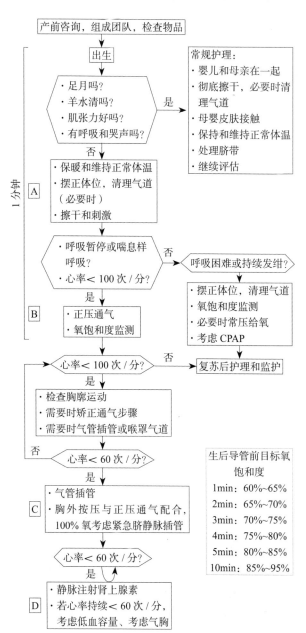

图 14-1 中国新生儿复苏流程图（2016）

深度表、防水胶布、剪刀、喉罩气道、各型号空针
（1ml、2ml、5ml、10ml、20ml、50ml）。

（7）药物使用：1∶10000 肾上腺素（10ml 空
针抽取肾上腺素 1ml+0.9% 氯化钠注射液 9ml）、
生理盐水、脐静脉插管。

（8）其他物品：脐静脉置管用物（脐静脉导
管、丝线、剪刀、安尔碘）、心电监护仪、电极片。

三、新生儿复苏步骤

（一）初步评估

扫码看视频

新生儿出生后立即评估孕周
（是否足月）、羊水性状（清亮或粪染）、呼吸（哭
声是否响亮）、肌张力。如果上述评估正常，说明
其完成正常生理过度，如早产、羊水粪染、无哭
声或喘息、肌张力差，应立即开始复苏。

（二）初步复苏

1. 羊水清：摆正体位（肩下垫肩垫，头部后
仰为仰卧鼻吸气位）。清理口鼻腔黏液和羊水（建
议用吸球，不建议常规使用吸痰管，吸痰管虽可吸
引口腔深部的黏液，也可刺激咽后壁使新生儿迷走
神经兴奋，引起心动过缓。如使用吸痰管，要限制
插入深度，吸引时间 < 10 秒，压力 < 100mmhg），
吸黏液顺序为先吸口后吸鼻。自上而下迅速彻底擦
干全身。轻拍或轻弹足底同时快速摩擦按摩新生儿
身体皮肤，给予触觉刺激，评估新生儿是否有哭声

或呼吸，如果没有立即听心率，开始正压通气。

2.羊水粪染：立即评估新生儿是否有活力（有活力的新生儿：呼吸有力哭声响亮、心率＞100次/分、肌张力好，三项中有任何一项不符就是无活力）。如果新生儿无活力进行如下操作：摆正体位（仰卧鼻吸气位，肩下垫肩垫），立即气管插管，连接胎粪吸引管和低压吸引器吸引胎粪。迅速彻底擦干全身，轻拍足底、快速摩擦按摩新生儿全身皮肤给予触觉刺激，评估新生儿有无呼吸，如没有呼吸立即听心率开始正压通气。

（三）正压通气

新生儿心率＜100次/分，无呼吸或喘息样呼吸立即开始正压通气30秒。双人操作，一人负责使用复苏气囊（自动充气式气囊）和面罩进行正压通气，一人负责听心率（听诊6秒，乘10），并将血氧饱和度监测仪探头带在新生儿的右上肢（一般是系在新生儿的右手腕，监测右动脉导管前血氧饱和度）。通气频率40~60次/分，持续通气30秒后再次评估心率。可使用自动充气式气囊来调节正压通气的氧浓度：足月新生儿最初可用空气复苏，氧浓度21%（不连接氧源），早产儿使用30%~40%的氧（连接氧源，不加储氧器），如需100%氧（连接氧源加袋状储氧器），90%氧（加管状储氧器）。判断有效通气：开始正压通气时即刻连接脉搏血氧饱和度仪，并观察胸廓是否起伏。有效的正压通气表现为胸廓起伏良好，心率迅速增快。正压通气也可使用 T– 组合复苏器，是一种由气体控制、有压力限制的机械装置，可提供恒定一致的 PEEP 及 PIP，尤其对于早产儿，可提高复苏效率和安全性。

（四）矫正通气步骤

正压通气 30 秒后，根据心率数值进行复苏：①心率 ≥ 100 次 / 分，血氧饱和度达到目标值，复苏成功，常规护理。②心率 < 60 次 / 分，立即气管插管，正压通气加胸外按压。③心率 60~90 次 / 分，为未达到有效通气，需要矫正通气步骤：摆正体位、再次清理口鼻分泌物、重新将面罩扣于新生儿口鼻处，并检查密闭性，适当增加压力。经 30 秒有效通气后，再评估心率，如果 > 100 次 / 分，可逐步减少通气频率至停止正压通气，根据血氧饱和度数值决定是否常压给氧。如果 < 60 次，立即气管插管，同时正压通气加心外按压。另外，持续气囊面罩正压通气（ > 2 分钟）可产生胃充盈，应常规经口插入 8F 胃管，用注射器抽气并保持胃管远端处于开放状态。

（五）气管插管下正压通气加胸外按压

当心率 < 60 次 / 分，需由 2 人配合操作进行气管插管下正压通气加胸外按压，一人负责通气，一人负责胸外按压。

1. 摆正体位，根据新生儿孕周选择合适的导管型号（表 14–1）。如使用金属导丝，导丝前端不可超过管端，将氧气浓度调到 100%。

表 14-1　不同新生儿体重及孕周时应用的气管插管导管内径

导管内径（mm）	新生儿体重（g）	孕周（W）
2.5	＜ 1000	＜ 28
3.0	1000~2000	28~34
3.5	2000~3000	34~36
3.5~4.0	＞ 3000	＞ 38

2. 气管插管：左手持喉镜，使用直镜片（早产儿用 0 号，足月儿用 1 号）的喉镜进行经口气管插管。将喉镜柄夹在拇指与前 3 个手指间，镜片朝前，小指靠在新生儿颏部，提供稳定性，喉镜镜片应沿着舌面右边滑入，将舌头推至口腔左边，推进镜片直至其顶端达会厌软骨谷。采用一抬一压手法，轻轻上抬镜片，上抬时需将整个镜片平行于镜柄方向移动，使会厌软骨抬起即可暴露声门和声带。如未完全暴露，操作者用自己的小指或由助手用示指向下稍用力压环状软骨使气管下移有助于看到声门，在暴露声门时不可上撬镜片顶端来抬起镜片，然后将导管端置于声门与气管隆凸之间，接近气管中点插入。整个操作要求在 20~30 秒内完成。如插入导管时声带关闭，可采用 Hemlish 手法，助手用右手示、中两指在胸外按压的部位向脊柱方向快速按压 1 次，促使呼气产生，声门就会张开。

3. 胎粪吸引管的使用：施行气管内吸引胎粪时，将胎粪吸引管直接连接气管导管。吸引时复苏者用右手示指将气管导管固定在新生儿的上腭。左手示指按压胎粪吸引管的手控口使其产生负压，边退气管导管边吸引，3~5秒将气管导管撤出气管外并随手快速吸引一次口腔内分泌物。

4.胸外按压：位置为胸骨下1/3（两乳头连线中点下方），避开剑突。按压深度约为胸廓前后径的1/3，按压和放松的比例为按压时间稍短于放松时间，放松时拇指或其他手指应不离开胸壁。按压的方法为拇指法和双指法：①拇指法：双手拇指端压胸骨，根据新生儿体型不同，双拇指重叠或并列，双手环抱胸廓支撑背部。②双指法：右手示、中两个手指尖放在胸骨上进行按压，左手支撑背部。因为拇指法能产生更高的血压和冠状动脉灌注压，操作者不易疲劳，加之采用气管插管正压通气后，拇指法可以在新生儿头侧进行，不影响做脐静脉插管，因此拇指法成为胸外按压的首选。

5.正压通气加胸外按压：由负责胸外按压的人大声计数，按照2秒3次胸外按压1次正压通气的频率进行。口令为"1、2、3，吸"，当口令"1、2、3"时给予胸外按压，"吸"时给予正压通气1次，持续45~60秒，评估心率和血氧饱和度。心率＞100次/分，停止正压通气和胸外按压，心率60~90次/分，停止胸外按压，继续正压通气，心率＜60次/分，继续胸外按压加正压通气，同时给予肾上腺素。

（六）药物复苏

1. 评估心率仍＜60次/分，给予1∶10000肾上腺素（用10ml空针抽取1ml肾上腺素和9ml生理盐水），首选脐静脉给药，按照0.1~0.3/kg计算；也可气管插管导管内给药，按照0.5~1ml/kg计算，此时仍要继续正压通气加胸外按压，同时观察血氧饱和度数值和心率，直到心率＞60次/分，必要时3~5分钟后重复给药。

2. 经过上述复苏，新生儿心率仍＜60次/分，出现脉搏弱、皮肤湿冷苍白，皮肤毛细血管充盈度＞3秒，再结合产妇有无失血病史，如胎盘早剥、前置胎盘出血，考虑新生儿低血容量，按照10ml/kg的剂量给予生理盐水，在脐静脉置管后，通过脐静脉给予扩容治疗，同时继续正压通气和胸外按压。继续监测新生儿心率和血氧饱和度变化，根据其数值决定下一步操作和是否继续给氧（表14-2）。

表14-2　新生儿血氧饱和度目标值

出生时间	血氧饱和度值
1 分钟	60%~65%
2 分钟	65%~70%
3 分钟	70%~75%
4 分钟	75%~80%
5 分钟	80%~85%
6 分钟	85%~90%

六、注意事项

1. 新生儿出生前要做好充分评估，根据具体情况做好人员数量和物品量的准备。

2. 团队做到配合默契，平时应进行团队模拟演练，复苏时做好任务分工。

3. 按照复苏流程一步一步进行复苏，不能跳跃复苏步骤。

4. 正压通气时要大声计数，保证通气频率在40~60 次 / 分。

5. 胸外按压时应由负责胸外按压的操作者完成口令指挥，保证两人操作默契进行。

6. 肾上腺素用药剂量要熟练掌握，以便用时能准确、快速给药。

7. 对于早产儿要特别关注：室温和新生儿辐射台要调到适于早产儿的温度；复苏物品要选择早产儿的；复苏起始的给氧浓度为低浓度，一般为30%~40%，最好选择空氧混合仪给氧，如果没有，可将氧流量调至 5L/min；如使用 T- 组合复苏器效果更佳，可避免因通气气囊压力过大对早产儿肺部的损伤。

七、结局评价

如按复苏流程规范复苏，新生儿心率、氧饱和度和肌张力状况应有改善。如无良好的胸廓运动未听及呼吸音，持续发绀，可能有以下问题（表14-3）。

表 14-3　新生儿复苏的特殊情况

情况	病史/临床症状	措施
气道机械性阻塞		
胎粪或黏液阻塞	胎粪污染羊水/胸廓运动不良	气管导管吸引胎粪/正压通气
后鼻孔闭锁	哭时红润,安静时发绀	口咽气道或气管导管插入口咽部
咽部气道畸形（Robin 综合征）	舌后坠进入咽喉上方将其堵塞,空气进入困难	俯卧体位,后鼻咽插管或喉罩气道
肺功能损害		
气胸	呼吸困难,双肺呼吸音不对称,持续发绀	胸腔穿刺术
胸腔积液	呼吸音减低持续发绀	立即气管插管,正压通气；胸腔穿刺术,引流放液
先天性膈疝	双肺呼吸音不对称持续发绀,舟状腹	气管插管,正压通气；插入胃管
心脏功能损害		
先天性心脏病	持续发绀/心动过缓	诊断评价
胎儿失血	苍白；对复苏反应不良	扩容,可能包括输血

新生儿持续发绀或心动过缓,可能为先天性心脏病。此类患儿很少在出生后立即发病。所有无法成功复苏的原因几乎都是通气问题。

八、并发症

新生儿复苏的并发症包括：复苏不成功，多由于未掌握新生儿复苏技术，对病情估计不足，处理错误及团队缺乏配合等因素所致。

九、技术拓展

1.脐静脉置管：脐静脉是新生儿复苏时快速静脉给药的最佳途径，用于注射肾上腺素以及扩容剂。当新生儿复苏进行胸外按压时即可考虑开始脐静脉插管，为给药做准备。

置管方法：操作者要严格无菌操作，戴无菌手套，由脐根部为中心向上消毒脐带 5cm，向外放射状消毒皮肤 5cm；沿脐根部用丝线打一个松松的结（如在剪断脐带后出血过多，可将此结拉紧）；在夹钳下距皮肤约 2cm 处切断脐带，找到脐静脉（管腔大而壁薄，在 11、12 点位置），脐静脉导管连接三通和 5ml 注射器，充满生理盐水，导管插入脐静脉 2~4cm（早产儿插入深度稍浅，2cm 即可），打开三通，抽吸有回血即可推注药物或扩容剂。脐静脉导管切记不可插入过深，因注入的药物可直接进入肝脏，造成对肝脏的损伤。推药之前务必将空气排空，避免空气栓塞的发生。

2.经鼻 CPAP 呼吸机的使用：新生儿复苏国际指南近 5 年来最重要的变化是对胎粪吸入是否需要气管插管并进行吸引做出了否决性的回答，在复苏当中更加强调使用经鼻 CPAP 呼吸机。复苏后新生儿常伴有再次黏液阻塞导致窒息的可能，王天成等研究认为，出生有羊水吸入和胎粪吸入的新生儿，及时使用经鼻 CPAP 以及经鼻无创正压通气（可加震荡）等辅助通气策略，充分利用呼吸机的呼气正压及震荡等功能，有助于胎粪污染、羊水气道吸入的清除。同样可以及时起到清除气道黏液的作用。

十、预后

复苏后的新生儿可能有多器官损害的危险，应继续监护，包括：①体温管理；②生命体征监测；③早期发现并发症。

继续监测维持内环境稳定，包括：血氧饱和度、心率、血压、血细胞比容、血糖、血气分析及血电解质等。

需要复苏的新生儿断脐后立即进行脐动脉血气分析，生后脐动脉血 pH < 7 结合 Apgar 评分有助于窒息的诊断和预后的判断。及时对脑、心、肺、肾及胃肠等器官功能进行监测，早期发现异常并适当干预，以减少窒息的死亡和伤残。

一旦完成复苏，为避免血糖异常，应定期监测血糖，低血糖者静脉给予葡萄糖。如合并中、重度缺氧缺血性脑病，有条件的单位可给予亚低温治疗。

参考文献

[1] 叶鸿瑁，虞人杰，朱小瑜．中国新生儿复苏指南及临床实施教程［M］．北京：人民卫生

出版社，2017.

［2］ 中国新生儿复苏项目专家组，中华医学会围
产医学分会新生儿复苏学组. 中国新生儿复
苏指南（2016年修订）［J］. 中国新生儿科
杂志，2016，31（4）：241-246.